Vorwort

Ist es nicht seltsam? Von jedem Piloten erwartet man ganz selbstverständlich, dass er im Flugsimulator alle Aspekte des Fliegens gelernt hat, bevor er tatsächlich ein Flugzeug steuert. Auch von allen Autofahrern erwarten wir, dass sie durch das Training in der Fahrschule auch gelernt haben, ein Auto zu beherrschen, bevor sie es selbst lenken dürfen.
Nur Schüler und Studenten lassen wir oft mehrere Jahre lang eine Ausbildung oder ein Studium absolvieren, ohne dass sie die geringste Ahnung haben, welche Lernmethoden für sie am effektivsten funktionieren. Häufig genug werden sie dann auch noch von Lehrern oder Dozenten unterrichtet, die zwar in ihrem Fachgebiet kompetent, aber pädagogisch oder didaktisch eher unterqualifiziert sind. Oder sie erfahren erst nach einer „verpatzten" Prüfung, wie sie hätten lernen sollen. Wenn Sie diese Situation vermeiden wollen, halten Sie das richtige Buch in der Hand.

Wie können Sie dieses Buch nutzen?

Am besten gönnen sich zuerst ein Stündchen am Abend für die ersten drei Kapitel „typische Lernprobleme" und „Das Wichtigste: die richtige Einstellung" und „Voraussetzungen für erfolgreiches Lernen". Es wird Ihnen zwar nicht alles gefallen, was Sie dort lesen, es könnte jedoch daraus eine positive Änderung Ihrer Lernmuster und damit eine deutliche Verbesserung Ihres Lernerfolgs resultieren. Meine Empfehlung wäre, danach zuerst Ihren eigenen, individuellen „Lerntyp" zu bestimmen (Anleitung im Kap. 5) und erst danach bestimmte Lerntechniken auszuwählen (Kap. 6).
Das Kapitel 4 sollten Sie jedoch in keinem Fall überspringen: Die meisten Prüflinge scheitern mitnichten an mangelnder Intelligenz oder an zu geringem Zeiteinsatz – viel häufiger mangelt es an vernünftiger Planung und Gestaltung des eigenen Lernprozesses. Hier finden Sie sicherlich wertvolle Tipps, die Ihnen den Spaß am Lernen wieder zurückgeben können – und das ist das Hauptziel dieses Buches.

Düsseldorf, im Frühjahr 2003

Dr. med. Matthias Hofer

Impressum

Dr. med. Matthias Hofer

Arzt für Diagnostische Radiologie
Leiter des Medizindidaktischen Pilotprojektes
Inst. für Anatomie II & Diagnost. Radiologie
Heinrich-Heine-Universität Düsseldorf
Postfach 10 10 07
40001 Düsseldorf

Matthias Hofer
Verlag DIDAMED

Robert-Mayer-Weg 18 • 40591 Düsseldorf
Tel. 0211-750655 • Fax 0211-750633

www.didamed.de

Bibliographische Information der Deutschen Bibliothek
Die Deutsche Bibliothek verzeichnet diese Publikation in der Deutschen Nationalbibliografie; detaillierte bibliografische Daten sind im Internet über **http://dnb.ddb.de** abrufbar.

Robert-Mayer-Weg 18, D – 40591 Düsseldorf
Printed in Germany
Gestaltung und Produktion:
Susanne Kniest Graphik, Kaarst
Cartoons: Sebastian Pohle
Druck und Repro: Aalexx Druckhaus,
Großburgwedel (Hannover)

ISBN 3-9805585-7-6

Quellen und Literaturverzeichnis:
Dieses Handbuch wurde in erster Linie für Leser geschrieben, die vordringlich den eigenen Lernprozeß effizienter und effektiver gestalten wollen und sich nicht vertiefend wissenschaftlich in die Materie der Lern- und Gedächtnispsychologie einlesen möchten. Daher wurde aus Gründen der Lesbarkeit und der schnelleren Erfaßbarkeit bewußt auf die detaillierte Angabe von Hintergrundartikeln und Forschungsergebnissen verzichtet und besonderer Wert auf einen klaren, leicht verständlichen Satzbau gelegt. Dieses Buch erhebt ausdrücklich **nicht** den Anspruch, die „alleinige Wahrheit" zu den angeblich „besten Lernstrategien" zu beinhalten, sondern stellt lediglich unterschiedliche Ansätze von Lernmethoden vor. Daher erscheint die Notwendigkeit einer „Beweisführung" für die vorgenannte Zielgruppe hier unangebracht. Kurze, vertiefende Hintergrundinformationen finden sich in den Kapiteln 3 und 9 und ein vertiefendes Literaturverzeichnis ist beim Autor auf Anfrage natürlich erhältlich.

Einleitung

Der rasante Fortschritt unseres Zeitalters hat auch seine Schattenseiten: Es ist wohl unbestritten, dass der schnelle sozioökonomische Wandel unserer Gesellschaft den Einzelnen immer stärker dazu zwingt, sich dem rapiden Wandel und Wissenszuwachs durch kontinuierliches „Neu-Lernen“, aber auch durch das „Ent-Lernen“ gewohnter Schemata stetig anzupassen, um „up to date“ zu bleiben.

Die „Verfallszeit“ unseres Kenntnisstandes und die Lebenszyklen der Produkte werden in fast allen Berufsgruppen immer kürzer. In vielen Fachdisziplinen dauert es nur noch wenige Jahre, bis man den Anschluß an die technische, gesetzliche oder marktübliche Weiterentwicklung völlig verloren hat. Die Zeiten, in denen man nur in seiner Ausbildung Neues hinzulernen mußte, um sich danach auf dem Meisterbrief, Magistertitel, Diplom oder Staatsexamen auszuruhen, sind endgültig vorbei:

Wir müssen uns im Gegensatz zu unserer Elterngeneration daher alle daran gewöhnen, zum **„lebenslangen Lerner“** zu werden – eine Herausforderung, die manchmal lästig erscheinen mag, die aber den Beruf ein Leben lang interessant bleiben läßt und mit geeigneten Strategien gut zu bewältigen ist. Die Informationstechnologie des Internets, deren Beherrschung heute nicht nur von Akademikern absolut selbstverständlich erwartet wird, ist nur ein Beispiel. Für viele Menschen sind die dafür notwendige Flexibilität und die Bereitschaft zum stetigen, selbstbestimmten Lernen bereits zu Schlüsselqualifikationen für die eigene Persönlichkeitsentwicklung geworden.

Trotzdem ist für manche Menschen der Begriff des Lernens negativ besetzt. Daran haben schlechte schulische Erfahrungen und mangelnde Vorbilder im Familien- und Freundeskreis häufig ihren Anteil. Einige Leser werden sich vielleicht fragen, weshalb der Einstellung zum Lernen (Kap. 2) und der Planung des Lernprozesses (Kap. 4) in diesem Buch so viel Raum gewidmet ist. Die Antwort ist einfach: Genau hier liegen bei erfolglosem Lernen häufig die entscheidenden Defizite.

Für einen leichteren Einstieg in einen effektiven Lernprozess schildert das Kapitel 1 typische Probleme, von denen Sie einige vielleicht von sich selbst kennen. Für jedes Phänomen finden Sie Verweise auf mögliche Lösungsstrategien weiter hinten im Buch – viel Erfolg!

Inhaltsverzeichnis

Inhaltsverzeichnis

Kennen sie das?

- **Mangelnde Abrufbarkeit:** Sie haben ein Kapitel oder einen Artikel gelesen und können den Inhalt ohne weiteres nachvollziehen. Sie glauben, alles verstanden zu haben. Doch wenn Sie am Abend oder am nächsten Tag einem Kollegen oder Lernpartner die Kernpunkte erklären möchten, fällt Ihnen nur noch wenig ein: Das vermeintlich Gelernte ist nicht abrufbar.
  Das Basisproblem könnte lauten: „Verstanden ist noch nicht gelernt". Vertiefende Lernschritte, Wiederholungen und Lernkontrollen fehlten. Tipps dazu finden Sie auf den Seiten 35 und 44 bis 69.

- **Saisonlernen:** Sie lernen nur unter Druck, z.B. erst kurz vor der Prüfung. Die Stoffmenge ist dann kaum noch zu bewältigen. Sie tendieren dazu, das Absolvieren einer Prüfung nach hinten zu verschieben. Die Situation löst bei Ihnen Vermeidungsverhalten, Aversionen und eventuell sogar Minderwertigkeitsgefühle oder Ängste aus, die Sie sich natürlich ungern eingestehen.
  Die Ursachen für diese Konstellation sind wahrscheinlich komplexer als bei den oben beschriebenen Phänomenen. Sie könnten mit Kapitel 2 und 3 beginnen und sollten sich vielleicht mit den Ursachen für Ihre Lern-Aversion auseinandersetzen (Kap. 8), bevor Sie sich mit der Planung Ihres Lernprozesses (Kap. 4) und den einzelnen Lerntechniken (Kap. 6) näher beschäftigen.

- **(Letztlich erfolgloses) „Tag-und-Nacht-Lernen" ohne Pausen:** Sie haben in den letzten Wochen vor einer Prüfung sehr viel Lernzeit für die Vorbereitung investiert und fast Tag und Nacht gelernt. Das Ergebnis steht jedoch in keiner Relation zum betriebenen Aufwand. Sie ertappen sich immer wieder bei Konzentrationsschwächen, Ihre Gedanken schweifen ab.
  Ihr Basisproblem könnte ein Mangel an kurz- und langfristiger Planung (zeitliche Abfolge und Prioritäten) sein – das Gehirn lernt mit gezielten Pausen und Wiederholungsintervallen wesentlich effizienter. Sie finden bestimmt gute Tipps auf den Seiten 23 bis 39.

Typische Lernprobleme

- **Chaos:** Ihr Fachwissen gleicht einem ungeordneten Haufen zufällig angespülter Fragmente, auswendig gelernter Details und Fakten, die Sie oft miteinander verwechseln.
  Es könnte sowohl eine gezielte Planung (Kapitel 4, besonders Seite 22) als auch die Anwendung vertiefender Lerntechniken helfen (Seite 44 - 69).

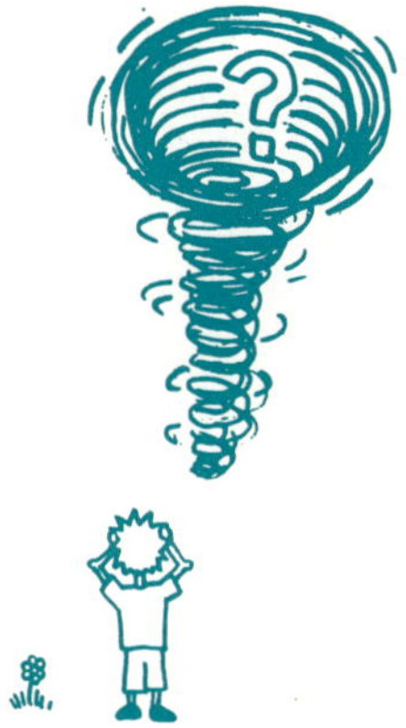

- **Selbstbetrug:** Besonders verbreitet bei Studiengängen mit „multiple choice"-Examina: Das sture, oft schnell repetitive „Pauken" eines Kapitels oder Lernabschnittes, unmittelbar gefolgt vom „Probekreuzen" der dazugehörigen alten Examensfragen. Das noch befriedigende Ergebnis (erzielt im Zeitfenster des Kurzzeitgedächtnisses) wiegt Sie in falscher Sicherheit. Die spätere Reproduzierbarkeit und damit das Prüfungsergebnis fallen deutlich schlechter aus als von Ihnen erwartet.
  Vielleicht beschäftigen Sie sich zuerst einmal mit den Voraussetzungen für erfolgreiches Lernen (Kapitel 3). Sie werden außerdem stark von der Anwendung gezielter Wiederholungen und Lernkontrollen (Seite 31) profitieren und benötigen dringend Lernpartner: Beim gegenseitigen Abfragen und Erklären wird vieles klarer und verständlicher (Kapitel 6).

- **Ärger:** Sie ärgern sich oft und lange über schlecht gehaltene Vorlesungen oder z.B. über die vielen für Sie unbekannten Fachbegriffe. Sie diskutieren diese Mängel ausführlich immer wieder mit Ihren Lernpartnern, Mitschülern oder Kommilitonen.
  Ihr Ärger ist verständlich und sicherlich auch oft gerechtfertigt. Falls Sie Ihren Ärger jedoch nicht in realistisch umsetzbare Verbesserungsvorschläge umsetzen und diese in geeigneter Form an Ihre Ausbilder herantragen, vergeuden Sie eigentlich nur Ihre Zeit. Wahrscheinlich helfen Ihnen die Kapitel 2 und 3 weiter.

- **Zeitmangel:** Sie gehören entweder zur „Saisonlerner-Fraktion" (s.S. 6), oder Sie beginnen zwar rechtzeitig, haben jedoch das Gefühl, für konzentriertes und vertiefendes „Neu-Lernen" keine Zeit zu haben. Sie glauben (noch), stures und häufiges Auswendiglernen ginge schneller.
  Für Sie paßt wahrscheinlich am besten die Lektüre der Kapitel 2 bis 6 in ihrer Reihenfolge: Sie werden überrascht sein zu erkennen, dass ein Lernen mit dem Anspruch auf echtes Verstehen zwar beim ersten Lernversuch mehr Zeit benötigt – Sie aber dafür viel weniger Wiederholungen benötigen, um den Lernstoff zumindest mittelfristig besser und abrufbarer zu behalten. Insgesamt resultiert sogar oft eine erhebliche Zeitersparnis!

- **Subtile Suche nach Ablenkungen:** Egal, wo Sie lernen, Sie heißen jede Ablenkung „herzlich willkommen": Seien es Telefonanrufe, der Gang zum Kühlschrank, der „unaufschiebbare" Hausputz oder andere Lernende in der Bilbiothek: Sie diskutieren lange über Ihre Lernprobleme, die „unzumutbare" Stoffmenge und über die angebliche Willkür der Prüfer und andere Gerüchte zu den Prüfungen.
  Wahrscheinlich profitieren Sie initial am meisten von einer kritischen Reflexion Ihrer Einstellung zum Lernen (Kap. 2) und von den Voraussetzungen für erfolgreiches Lernen (Kap. 3). Erst danach würde ich Ihnen eine gezielte Planung und Gestaltung Ihres Lernprozesses (Kap. 4) mit den Lerntechniken des Kapitels 6 empfehlen.

- **Prüfungsangst und Lampenfieber:** Sie fühlen sich sehr unwohl, wenn Sie an die nahende Prüfung denken und stellen sich immer wieder Misserfolgs-Szenarien vor. Oder Sie bekommen in Prüfungen Schweißausbrüche oder zittern mit den Händen oder kennen auch „hektische rote Flecken" von sich selbst. Eventuell machen Sie sich Sorgen, in der Prüfung den roten Faden zu verlieren oder einen „Blackout" zu bekommen.
  Es gilt als erwiesen, dass Angst und „Lampenfieber" schon im Vorfeld den Lernprozess stark behindern. Sie sind damit nicht alleine - das Phänomen ist weit verbreitet. Die gute Nachricht: Es gibt Mittel dagegen! Lesen Sie bitte zuerst die Kapitel 8 und 4.

(Miß-) Erfolgsorientierung

Sie sind eingeladen herauszufinden, welche Lernmotivation bisher bei Ihnen unbewußt vorherrscht:

Erfolgsorientierte Menschen stecken sich in der Regel realistische Ziele, die in der zur Verfügung stehenden Zeit auch erreichbar sind und einen angemessenen Grad an Herausforderung beinhalten. Das erfolgreiche Meistern der sich selbst gestellten Aufgabe bringt Spaß und Selbstvertrauen mit sich. Sie schreiben den Erfolg den eigenen Anstrengungen zu und gehen daher zuversichtlich an die nächste Aufgabe heran.
Einen Mißerfolg schreiben erfolgsorientierte Lerner eher externen Faktoren zu („die Prüfung war zu schwer"), aber sie verändern auch ihre Strategie und erhöhen ihre Anstrengungen.

Mißerfolgsängstliche Lerntypen setzen sich dagegen entweder A) extrem niedrige Ziele oder stellen B) unrealistisch hohe Anforderungen an sich selbst. Beide Varianten bestätigen einem immer wieder die vermeintlich geringe eigene Leistungsfähigkeit und zementieren die ungünstige Sicht von sich selbst, im Sinne einer „sich-selbst-erfüllenden Prophezeiung" (Rosenthal-Effekt):

Die Variante A birgt zwar nicht die Gefahr eines Mißerfolgs, bringt aber kaum ein motivierendes Erfolgserlebnis. Ein Erfolg wird eher externen Faktoren zugeschrieben, nicht sich selbst: „Die Prüfung war ja sehr leicht" oder „ich hatte einfach Glück".
Die Variante B funktioniert noch subtiler: Man hat immer eine bequeme Entschuldigung im Versagensfall, wenn die Sprunglatte sowieso zu hoch angelegt war:

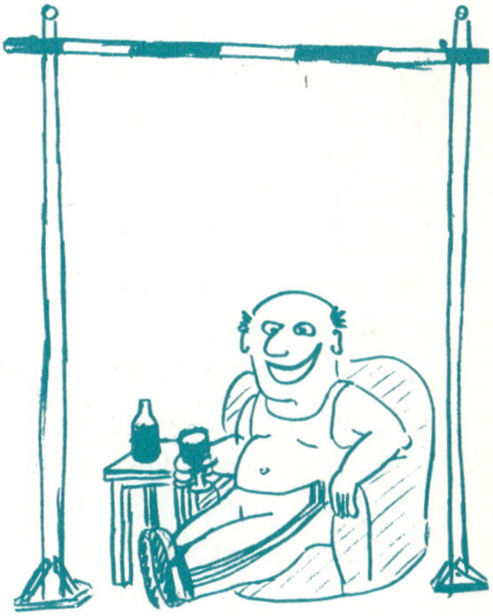

Lerntyp	Erfolgs-Zuversichtliche	Mißerfolgs-Ängstliche
Zielsetzungen	realistisch	minimal oder überhöht
Erfolgserlebnis	„verdient geschafft!“	„Glück gehabt...“
Mißerfolgserlebnis	„Aufgabe war zu schwer“ „habe nicht genug gelernt“	„ich bin einfach zu blöd“

Eine negative Grundeinstellung kann sich auch durch resignative Selbstgespräche äußern, nach dem Motto: „Der Prüfer wird mich genau das fragen, was ich nicht so gut kann“. Häufig stellen sie sich innerlich schon im Vorfeld Szenarien vor, die sie als Versager zeigen, und den „Prüfungs-GAU“ bildlich ablaufen lassen – oder sie machen andere für ihren Mißerfolg verantwortlich.
Besonders deutlich vermeiden Mißerfolgsängstliche während der Lernphase die Überprüfung ihres Kenntnisstandes durch kritische Selbstkontrollen oder durch Lernpartner – sie weichen diesen Lernkontrollen aus, lernen oft als Einzelkämpfer und stellen sich auch nicht den Anforderungen, die eine Lerngruppe mit sich bringt. Mißerfolgsängstliche tendieren schließlich dazu, seltener geeignete Lernstrategien zu verwenden und Verantwortung für den eigenen Lernprozeß zu übernehmen. Sie schweifen gedanklich oft vom Thema ab und widmen ihre Aufmerksamkeit Dingen, die für die augenblickliche Lernaufgabe nicht relevant sind. Wenn mehrere Aussagen dieses Absatzes auf Sie zutreffen, kann Ihnen das Kapitel 8 (ab Seite 82) wahrscheinlich weiterhelfen.

Positives Denken

Auch wenn Sie nicht zu den Menschen zählen, die ständig nur das sprichwörtliche „Haar in der Suppe“ suchen, erkennen Sie vielleicht das ein oder andere negative Denkmuster der folgenden Tabelle wieder. Diese negativen Grundeinstellungen können sehr dominierend sein und führen unter Umständen sogar zu Lernblockaden (vgl. Kapitel 7).

Das Wichtigste: die richtige Einstellung

Unser Vorschlag lautet, negative Denkmuster erst einmal bewußt bei sich selbst zu registrieren und dann schrittweise durch positive zu ersetzen – die genauen Formulierungen spielen hierbei keine Rolle, hier sind nur einige Beispiele gegenübergestellt:

Negative Lerneinstellungen ➜	Positive Lerneinstellungen
Das schaffe ich nie!	Ich werde es Schritt für Schritt angehen.
Die anderen lernen besser als ich.	Die anderen kochen auch nur mit Wasser.
Ich kann mich nicht konzentrieren.	Ich will das jetzt schaffen!
Ich bringe alles durcheinander.	Ich erkläre es dir noch einmal systematisch.
Ich habe alles vergessen!	Was war noch einmal der letzte Punkt?
Ich bin so nervös und aufgeregt!	Mit mehr Übung werde ich ruhiger werden.

Erscheinen Ihnen andere häufig als „Streber“? Dann überdenken Sie einmal dieses Denkmuster und seine Funktion für Sie selbst.
Eine wirklich positive Einstellung zum Erfolg wird wahrscheinlich eher einhergehen mit verstärkter Toleranz und Anerkennung auch des Erfolges anderer. Auch andere Menschen haben ein Recht auf verdienten Erfolg.

Ja, aber - Denken

Vielleicht haben sie ja das Glück, dass alle erwähnten Lernprobleme nicht auf Sie zutreffen und Sie durch und durch ein erfolgsorientierter Mensch sind. Herzlichen Glückwunsch.
Sollten Sie jedoch nicht zu dieser kleinen Gruppe der „Glücklichen“ gehören, lohnt es sich, die ersten impulsiven „ja, aber...“-Abwehrtendenzen zu überwinden, weil sich ansonsten der so heiß ersehnte Lernerfolg kaum einstellen wird. Viele werden, wenn sie ehrlich sind, sich zumindest in Teilen in den zuvor beschriebenen Phänomenen wiederfinden. Aber rationale Einsicht bewirkt leider noch keine wirkliche Einstellungsänderung. Das ist harte Arbeit und Sie werden sich immer wieder bei „Rückfällen“ erwischen. Aber: Das „sich bewußt-Machen“ ist ein erster, ganz wichtiger Schritt!

Neugier als Schlüsselgröße

Was uns brennend interessiert, bleibt uns nahezu mühelos in Erinnerung. Dagegen gestaltet sich das Lernen von Dingen, die uns kaum interessieren, sehr mühsam, zeitaufwendig und oft frustrierend. Was können wir unternehmen, wenn uns ein Lernstoff nicht auf Anhieb interessiert?

Häufig wissen wir einfach nur noch zu wenig über das Thema oder es steht wie eine riesige, unüberwindliche Wand vor uns. Gegen diese Unlust oder Befürchtungen hilft vor allem eines: **Neugier.** Verschaffen Sie sich erst einmal einen groben Überblick, um Ihre vielleicht noch nicht vorhandene Neugier zu wecken. So lassen sich viele Themen leichter mit Entdeckergeist angehen – dieser Forschungsdrang der Neugier wirkt wie Turbolader für einen trägen Dieselmotor, probieren Sie es aus! Sie werden oft feststellen, dass Ihr Interesse am Thema zunimmt, je mehr Sie schon darüber herausgefunden haben. Manchmal hilft es auch, uns vor Augen zu führen, welchen potentiellen Nutzen wir später haben könnten, wenn wir dieses Lernthema beherrschen.

Es lohnt sich, die eigene Neugier „wachzukitzeln“, denn mit ihr werden Sie das Lernen nicht als lästiges Übel empfinden, sondern es mit viel mehr Spass und dadurch auch größerer Effizienz bewältigen:

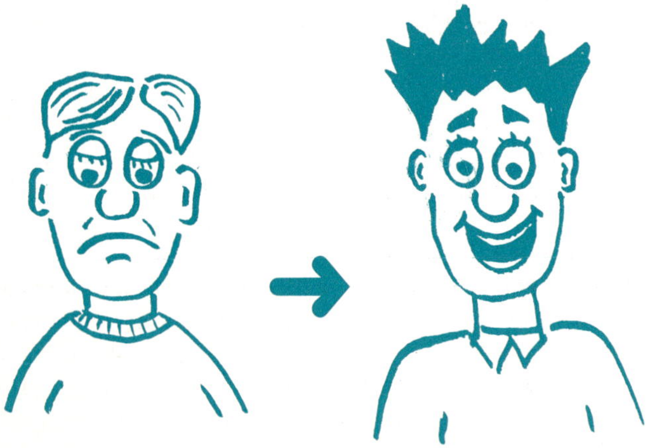

Sie können sich den Einstieg in ein neues, sehr komplexes Thema erleichtern, indem Sie erst einmal mit einfacheren Artikeln oder Zusammenfassungen beginnen. Diskutieren Sie mit anderen über das

Thema und versuchen Sie herauszufinden, was die anderen an diesem Thema besonders interessiert. Screenen Sie das Thema radar-ähnlich auf der Suche nach interessanten Aspekten. Denken Sie an die Entdeckerfreuden eines Kleinkindes im Krabbelalter, das seine Umgebung erkundet...

Faulheit & Bequemlichkeit

Die meisten Menschen haben eine recht realistische Selbsteinschätzung zum Thema „Faulheit und Bequemlichkeit", zumindest in einer ehrlichen Stunde mit sich selbst. Einige der beschriebenen Lernprobleme hängen eng mit diesem Thema zusammen (vgl. Kap. 1). Gehören Sie auch zur Gattung der „Faultiere"? Vielleicht auch nur ansatzweise?
Sind Sie z.B. beim Lesen eines Textes oft zu bequem, Ihnen unbekannte Begriffe nachzuschlagen, selbst wenn die Lücke zwischen Ihren Vorkenntnissen und dem Textniveau dadurch zu groß wird? Diese vertiefende Auseinandersetzung mit dem Thema ist Ihnen zu mühselig und erfordert Ihrer Meinung nach zu viel Detailarbeit und Zeitaufwand? Dann gehören Sie dazu. Leider wird dann der Versuch, nicht wirklich verstandenen Lernstoff auswendig zu lernen, trotz erheblichen Zeitaufwandes nicht zum gewünschten Lernerfolg führen. Wenn Sie diesen Teufelskreis durchbrechen möchten, finden Sie viele nützliche Tipps in den Kapiteln 3 und 6.
Sollten Sie irgendwelche Phantasien hegen, dass erfolgreiches Lernen ganz ohne Anstrengung oder Mühe möglich sei, müssen wir Sie enttäuschen: Dieses Buch enthält leider keine „Zaubertricks", die eigene Mühe, Konzentration und Anstrengung überflüssig machen.

Relevanz der emotionalen Kultur

Die Energie, die Motivation und das Engagement für Ihren Lernprozeß sind sehr stark emotional bedingt und hängen auch von Ihrer Stimmung und Ihren Einstellungen ab. Versuchen Sie, Ihrer persönlichen Weiterentwicklung die höchste Priorität zu geben. Eventuell werden Sie dann Lernen als eine Art sportliche oder intellektuelle Herausforderung verstehen, Ihre persönlichen Fähigkeiten weiterzuentwickeln. Wenn Sie jetzt auch noch bereit sind, quasi als „Coach" die Verantwortung für Ihren eigenen Lernprozess zu übernehmen, haben Sie den wichtigsten Schritt schon gemacht.

Was machen diejenigen Menschen eigentlich anders, die erfolgreich lernen können? Wie schaffen so unterschiedliche Talente wie gefeierte Musiker, Tennisstars oder Gedächtniskünstler ihre bemerkenswerten Erfolge? Häufig fällt bei diesen Menschen die Leichtigkeit auf, mit der sie ihre Leistungen erbringen: Als Beobachter spürt man häufig geradezu knisternd die Lust und Einsatzfreude, mit der sie ihr Tun verfolgen. In der pädagogischen Psychologie wurden hierzu mehrere Begriffe geprägt:

Exploratives Lernen
beschreibt eine Lernform, bei der die Lernenden ihren Lernstoff wie ein Abenteurer neugierig erkunden und erforschen – dabei experimentieren sie mit unterschiedlichen Lernmethoden, finden dabei ihren persönlichen Lernstil und entwickeln daher immer mehr Spaß am Lernen. Dieser „Spaßfaktor" ermöglicht auch ein besseres Durchhalten bei komplexen und schwierigen Themengebieten. Mit Spaß am Lernen fällt es leichter, die notwendige Disziplin, die Beharrlichkeit und den Fleiß aufzubringen. Mit zunehmenden Lernerfolgen steigen auch Lernmotivation und Durchhaltewillen an – es kann sich sogar etwas wie Lust oder Freude am Lernen entwickeln.

Selbstgesteuertes Lernen
oder auch selbstbestimmtes Lernen genannt, beinhaltet einen weiteren, wichtigen Erfolgsfaktor, den der gezielten Lernorganisation: Unser Lernerfolg hängt in erster Linie von uns selbst ab. Wir selbst können ganz bewußt planen und (möglichst abwechslungsreich) gestalten, wie unsere Lernschritte aussehen und welche Schritte aufeinander folgen sollen (vgl. Kap. 4):

Kompetenzen für effizientes selbstgesteuertes Lernen:

1) Analyse / Erkennen des Lernbedarfs
2) Lernorganisation (Planung und Durchführung von Lernschritten)
3) Mentale Lernfähigkeiten
(Selbstmotivation, Konzentration, Visualisieren etc.)

Es geht also nicht nur darum, die inhaltlichen Lernziele (realistisch, vgl. Kap. 2) zu definieren, sondern auch die eigenen Lernstrategien zu optimieren, bis sie dem eigenen Lerntyp (vgl. Kap. 5) am besten gerecht werden. Dies geschieht am besten durch das anfängliche Ausprobieren und spätere Einüben der am besten geeigneten Methoden – allerdings so lange, bis sie auch zur Gewohnheit geworden sind (der Mensch ist nun `mal ein Gewohnheitstier).

Mentales Training

Dieser Begriff beinhaltet ein Statement gegen jede Form von Routine: Bei Erwachsenen entwickelt sich neurobiologisch gesehen eine immer größere Routine, die weit über 90 % sämtlicher Aktivitäten ausmachen kann. Dabei ist unser Geist wenig aktiv – nur das kleine Quantum „Nicht-Routine" aktiviert unser Großhirn in besonderem Maße. Die gute Nachricht lautet jedoch, dass wir unsere Lernfähigkeit täglich nebenbei trainieren können, indem wir aus der **„Komfortzone der täglichen Routine"** ausbrechen. Dazu finden Sie hier einige Beispiele:

gewohnten Weg zur Uni / Arbeit nehmen	➜	alternative Routen gehen / fahren
in der Muttersprache kommunizieren	➜	Fremdsprache auffrischen, z.B. im Alltag mit Freunden oder Kollegen
nur die favorisierte Sportart betreiben	➜	eine neue Sportart ausprobieren
die Zähne wie immer putzen	➜	mit der anderen Hand putzen

Ein effektives Training des Gehirns ist mit einem hohen Maße an Eigenaktivität verbunden: Nutzen Sie jede Gelegenheit im Alltag, um Ihr Gedächtnis, Ihr Denken oder auch neue Bewegungsabläufe zu trainieren wie einen Muskel, denn „wer rastet, der rostet ...".
Ein ähnlich stimulierender Effekt geht auch von einem Training unserer anderen Sinne aus: Wir können z.B. auch lernen, unsere Emotionen zu trainieren, sie bewußter wahrzunehmen, ihre Qualitätsunterschiede zu begreifen und sie auch mit anderen zu diskutieren. Allein die laute (statt: stumme) Verbalisierung von Gedanken bewirkt schon einen immensen Trainings- und Merkeffekt, den wir wunderbar für effizienteres Lernen in Lerngruppen einsetzen können. Machen Sie sich jeden Abend Gedanken darüber, was Sie dazugelernt haben und freuen Sie sich darüber!

Zeitmanagement

Ein wesentliches Einsparpotential bringen vertiefende, explorative Lerntechniken mit sich (vgl. Kap. 6), da viel weniger Wiederholungen benötigt werden, bis der Lernstoff abrufbar gespeichert wird. Zusätzlich kann es helfen, z.B. die eigenen TV-Gewohnheiten kritisch zu überdenken, zumal in Lernpausen möglichst wenig gelesen und ferngesehen werden sollte (vgl. Seite 29-33). Wußten Sie, dass z.B. abendliches Fernsehen den Einschlafzeitpunkt bei vielen Menschen künstlich nach hinten verlagert und so ein chronisches Schlafdefizit begünstigt?
Einige Individuen sind in Lernphasen gut beraten, auch den eigenen „News"-Konsum in Zeitungen oder Fernsehen zu reduzieren. Das fällt leichter, wenn man sich in Erinnerung ruft, wieviel wirklich wichtige Nachrichten man im letzten Fernurlaub denn verpaßt hat? Wenn Sie jetzt innerlich entrüstet ablehnen, eigene Gewohnheiten in Frage zu stellen, wird Ihnen der nächste Absatz noch weniger gefallen:

Timing

Für viele Examenskandidaten ist es eine gute Idee, täglich eine Stunde früher aufzustehen und die Lernzeiten ihrer physiologischen Leistungskurve anzupassen. Für die meisten Individuen liegen die physiologischen Maxima ihrer Leistungsfähigkeit zwischen 8:00 bis 12:00 Uhr und nach einem mittaglichen Zwischentief dann wieder (auf etwas niedrigerem Niveau) zwischen 15:00 bis 20:00 Uhr:

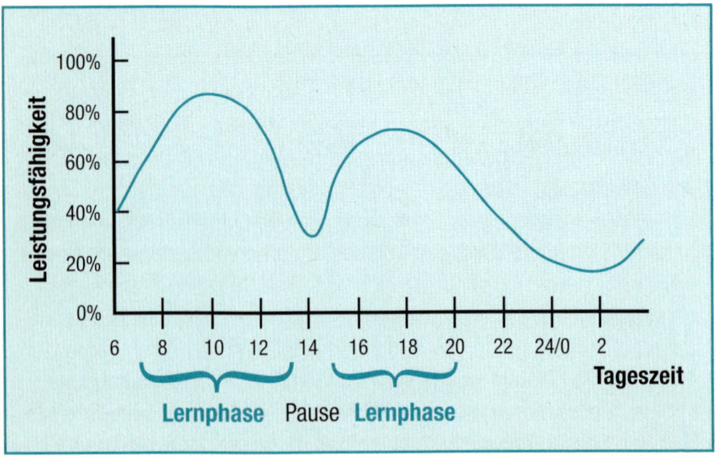

Voraussetzung für erfolgreiches Lernen

Keine Sorge, die meisten Menschen gewöhnen sich wider Erwarten schnell an solche Lernzeiten und steigern dadurch die Zeitspanne beträchtlich, in der sie effektiv und konzentriert arbeiten können. Natürlich unterliegen die hier aufgeführten Tagesphasen individuellen Schwankungen – trotzdem lohnt es sich, einmal über mehrere Tage lang auszuprobieren, ob sich Ihre maximale Leistungskurve nach einer kurzen Umstellungsphase nicht auch der hier gezeigten Kurve annähert. Oder Sie finden eine andere Kurve für sich selbst heraus - dann richten Sie Ihr Timing natürlich danach aus.

Konzentration

Wenn es Ihnen schwer fällt, Ihre ganze Aufmerksamkeit auf eine Sache zu bündeln, kann die effektive Unterbindung externer Störungen (s.S. 19) schon eine Hilfe sein. Probieren Sie vielleicht auch einmal, von Ihrem Lerntext Zusammenfassungen zu schreiben, an der Tafel Diagramme oder Zusammenhänge darzustellen, eine Cassette für das Autoradio mit wichtigen Kernpunkten zu besprechen oder einen Kurzvortrag für das Treffen mit Ihren Lernpartnern am Abend vorzubereiten. Alle diese Aktivitäten steigern die Konzentration und sind wesentlich effektiver als bloßes Lesen eines Textes (vgl. Kap. 6, Seite 44 ff).

Störungen

Eine wesentliche Voraussetzung für erfolgreiches Lernen liegt darin, die Rahmenbedingungen des Arbeitsplatzes gezielt so zu gestalten, dass konzentriertes Lernen gefördert wird und Störungen von außen wirksam unterbunden werden. Auf Seite 19 finden Sie viele nützliche Hinweise, wie solche Rahmenbedingungen geschaffen werden können.

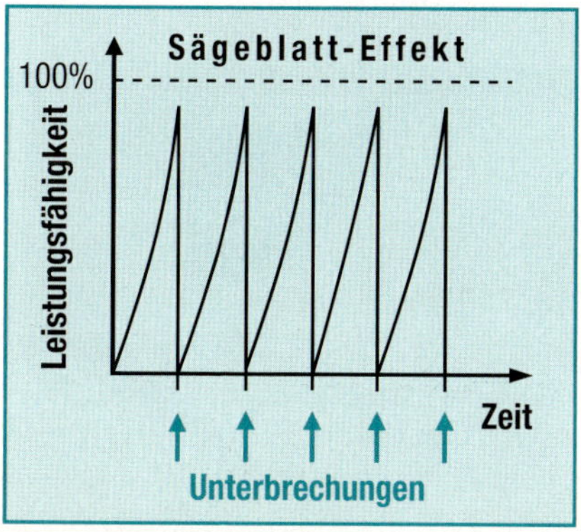

Häufige Störungen haben für uns den Nachteil, dass wir nach jeder Störung (ein Telefonat, eine e-mail), wieder etwas zusätzliche Zeit benötigen, um uns wieder in die Materie einzudenken, uns also voll auf das Thema zu konzentrieren. Man spricht vom sogenannten „Sägeblatt-Effekt“.

Rahmenbedingungen für erfolgreiches Lernen	
Stilles Refugium	• In ungestörtem Raum eine Lernecke einrichten und diese nur zum Lernen benutzen (schnellere Einstimmung)
Licht !	• Ein heller Arbeitsplatz beugt Augenermüdungen vor. • Helles Licht aktiviert und bessert die Stimmungslage. • Brauchen Sie eine hellere Schreibtischlampe? Vielleicht gönnen Sie sich auch gelegentlich einen Solariumbesuch als Belohnung für erreichte Lernziele.
Platzbedarf	• Die Schreibtischplatte oder Nebenablagen sollten genug Platz bieten, damit alle benötigten Lernmaterialien (Lexika, Bücher, Karteien) jeweils sofort zur Hand sind.
Tafel / Whiteboard	• Hängen Sie im Raum für Ihre Lerngruppentreffen eine Tafel oder ein abwischbares „Whiteboard“ für Skizzen, Mindmaps und andere Visualisierungstechniken auf.
Frischluft	• Achten Sie im Winter auf kurzfristiges Stoßlüften. Am besten eignen sich dafür Kurzpausen mit Bewegungsübungen vor dem geöffneten Fenster (vgl. Pausengestaltung, Seite 29-33)
Positive Lernatmosphäre	• Leise Hintergrundmusik: Jedoch nur mit Musik, deren lernfördernder Effekt wissenschaftlich belegt ist – andere Musik lenkt eher ab (vgl. S. 75).
Hereinplatzen anderer	• Heften Sie ein großes Schild an Ihre Tür: „Nicht stören!“ (bei kleinen Geschwistern evtl. Tür abschließen) • Familie / WG-Mitbewohner dazu veranlassen, Ihre Lernstunden zu respektieren (wie Sie es auch selbst tun!)
Telefonanrufe	• keine Anrufe annehmen, Stecker des Telefons ziehen, mit Lernpartnern bestimmte Zeiten für Anrufe vereinbaren
Computer / e-mails	• Computer ausschalten – die Neugier auf eingegangene e-mail-Nachrichten ist sonst oft zu groß.
Tagesablauf	• Nutzen Sie die Macht der Gewohnheit und beachten Sie einen fixen Lernplan mit festen Zeiten – hängen Sie diesen am Arbeitsplatz und der Tür sichtbar auf.
Vermeidungsstrategien	• Schweifen Sie nicht ab, konzentrieren Sie sich auf die Aufgabe. Bleiben Sie am Arbeitsplatz (außer in den Pausen)!

Optimales Aktivierungsniveau

Das Zentralnervensystem (ZNS) kann auf unterschiedlichen Niveaus stimuliert („erregt“) werden, die zu verschiedenen Aktivitätsmustern unseres Gehirns führen. Man kann die Frequenzen dieser Aktivität in Hertz (1Hz = 1 Schwingung / Sekunde) messen und unterscheidet folgende Erregungsniveaus:

Aktivierungsniveaus des ZNS		
Alpha - Zustand	~ 8 - 12 Hertz	Zustand entspannten Wachseins
Beta - Zustand	~ 12 - 36 Hertz	hellwach / vollkonzentriert bis Streß (mittleres Erregungsniveau ~ 20 Hz)
Theta - Zustand	~ 4 - 7 Hertz	tiefer Schlaf- / Entspannungszustand
REM - Phasen	~ < 12 Hertz	Traumphase mit „rapid eye movements“ und starker innerer Konzentration, wahrscheinlich mit Abspeicherung von Alltagseindrücken

Die besten Lernleistungen werden i.d.R. bei mittlerem (Beta-) Erregungsniveau erzielt, wenn es sich um allgemeine Lernvorgänge handelt. Bei sehr anspruchsvollen und komplexen Themen kann es jedoch günstiger sein, sich mit Hilfe von Entspannungs- oder sogenannten „Loslaß-Techniken“ (warmes Bad, Kurzpause mit gedankenverlorenem Blick aus dem Fenster, dabei z.B. eine schöne Situation ins Gedächtnis rufen) vom Beta- in den Alpha-Zustand zu versetzen.

Ein zu starkes Erregungsniveau (wie bei Lernen unter Zeitdruck oder Prüfungsangst) führt dagegen zu einer stark absinkenden Lernleistung (s.S. 21 oben). Deswegen ist pausenloses „Saisonlernen“ unter Zeitdruck auch oft so ineffektiv und die frühzeitige Planung des eigenen Lernprogramms von so essentieller Bedeutung. Es gibt Hinweise darauf, dass die mentale Lernfähigkeit im entspannten Alpha-Zustand bis zu 500 mal stärker sein kann als unter Streß!

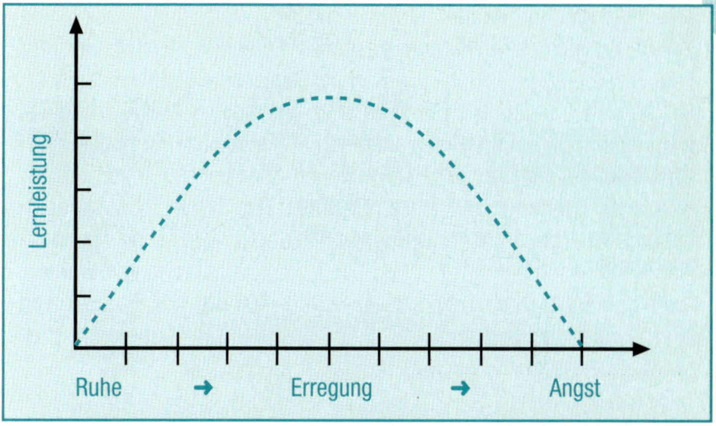

Andererseits scheinen sich die Gehirne der jüngeren Generation immer mehr an die zunehmende Informationsflut anzupassen und eine größere Nachfrage nach stark wechselnden Informationen zu entwickeln: Jugendliche mit solchen „Erregungsgehirnen“ denken und schalten schneller, benötigen aber auch höhere Erregungsniveaus. Selbst bei berufstätigen 35- bis 60-Jährigen scheinen sich die optimalen Stimuli zu ändern, die eine maximale Aufmerksamkeit bewirken. Hier sind die Erkenntnisse der Lernforschung noch lange nicht abgeschlossen.

Ernährung / Genußmittel

Besonders wichtig ist eine ausreichende (Mineral-) Wasserzufuhr (~ 2 Liter / Tag). Ein dehydrierter (wasserarmer) Organismus lernt schlechter! Sie können es sich z.B. zur Angewohnheit machen, jederzeit eine Mineralwasserflasche auf dem Schreibtisch stehen zu haben – nur sollte die nach einem halben Lerntag dann auch leer sein...

Natürlich wissen Sie aus eigener Erfahrung, dass ein schweres, fettreiches Mittagessen die Durchblutung zu den Blutgefäßen des Darms umlenkt und zu heftiger Müdigkeit führt. Unter solchen Bedingungen können Sie von Ihrem Gehirn kein effektives Lernen erwarten. Falls Ihr Geist zwar willig, aber das Mensaessen schwach war, hilft eine kurze Schlafpause in der Mittagszeit (15 bis 30 Minuten, mit Wecker!). Dieser Kurzschlaf unterstützt übrigens auch die Abspeicherung der Dinge, die kurz vor der Schlafpause gelernt worden sind.

Aber auch mit knurrendem Magen sinkt die Lernleistung – verzichten Sie daher nicht auf ein angemessenes Frühstück. Ein Hinweis für Frühstücksmuffel: Ein Müsli mit frischem Obst ist doch schnell gemacht! Sie können Genußmittel (gemeint sind hier eher Schokoladenkekse) auch einsetzen, um sich intermittierend in Kurzpausen für abgeschlossene Lernetappen „zu belohnen". Neben dem nahezu schon sprichwörtlichen „Glücksgefühl" stellen Sie ihrem Gehirn auch schnell resorbierbare Kohlenhydrate zur Verfügung, die die Hirnfunktion in der nächsten Lernphase unterstützen. Hier soll jedoch nicht propagiert werden, „ständig" Süßigkeiten nebenher zu futtern – es war nur die Rede von intermittierenden Belohnungen, nicht von zwei Tüten Gummibärchen pro Tag...

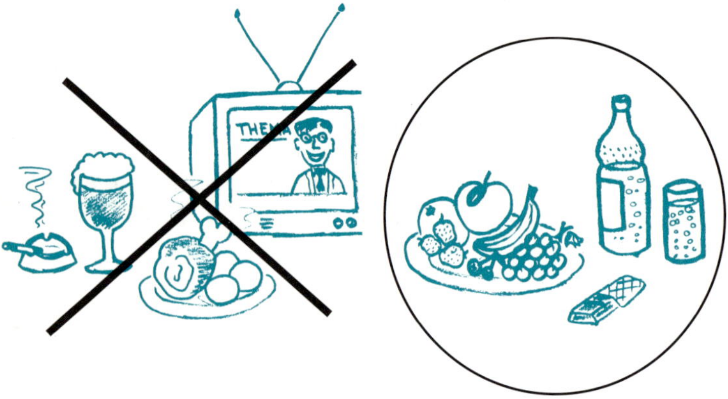

Problematisch ist eine Gewöhnung an zu hohe Koffein-Dosen oder die Anwendung anderer Aufputschmittel (Nikotin, Alkohol, Medikamente). Hierbei kann es zu Erschöpfungszuständen, Unlust und Konzentrationsstörungen kommen. Eventuell fahren Sie dann doch besser, wenn Sie Ihre Schlafgewohnheiten überprüfen und Ihre Tagesplanung an Ihre physiologische Leistungskurve anpassen (vgl. Seite 16, 38, 39). Dann erübrigt sich oft die Anwendung dieser Mittel.
Achten Sie außerdem auf eine ausreichende Zufuhr von Vitaminen, Magnesium (oft liegt ein Magnesiummangel vor) und versuchen Sie nach Möglichkeit, Fett und Zucker (beides macht träge) durch Getreide und Brot zu ersetzen. Das klingt für Sie „zu gesund"?
O.k., dann das Ganze natürlich nur für die Prüfungsvorbereitungsphase.

Werden Sie Ihr eigener Lern-Coach!

Oft mangelt es den Lernenden weder an Intelligenz oder Auffassungsgabe, noch an Fleiß oder Einsatzbereitschaft. Sehr viel häufiger mangelt es an vernünftiger Planung und den richtigen Prioritäten. Viele begehen den Fehler, dass sie gleichzeitig planen, Überblick verschaffen, lesen und vertiefen möchten. Diese verschiedenen Teilaspekte des Lernens überlasten uns jedoch völlig, weil sie ein Denken auf unterschiedlichen Ebenen erfordern.

Daher ist es sinnvoll, die Rolle des „Lern-Coaches" ganz bewußt - auch zeitlich - von der Rolle des Lernenden zu trennen und der Chefrolle ein kurzes Zeitfenster am Abend zu reservieren, in dem die Inhalte und Abfolge des nächsten Tages geplant werden. Zusätzlich sollte intermittierend, z.B. an Sonntag-Nachmittagen, der Übersichtsplan für die jeweilige Folgewoche geplant werden, nachdem eine Zwischenkontrolle über den bisher erreichten Kenntnisstand erfolgt ist.

Ergibt diese Zwischenkontrolle nämlich ein Minus zum ursprünglich geplanten Lernsoll, müssen zuerst Prioritätenentscheidungen fallen, bevor man sich wieder in der täglichen Lernroutine verstrickt. Das erfordert gelegentlich auch den Mut, einige Inhalte wegzulassen, um die verbliebenen Lernwochen noch möglichst sinnvoll nutzen zu können.

Anforderungsprofil erstellen

Machen Sie sich ein möglichst klares Bild von den Prüfungsanforderungen, bevor Sie in das Lernen von Details einsteigen, die sich eventuell später als irrelevant für die Prüfung herausstellen. Machen Sie sich auch mit der Form, dem genauen Ort und dem Ablauf der Prüfung bekannt – all das reduziert später ihre Nervosität.

Simulieren Sie deshalb im Laufe des Lernprozesses Teilgebiete der Prüfung unter realistischen Bedingungen, inklusive des dann zu erwartenden Zeitdrucks. Das gilt insbesondere dann, wenn Teile der Prüfung auch mündlich abgelegt werden müssen. Falls Sie nicht genau wissen, wie die Prüfung ablaufen wird, erkundigen Sie sich bei den Prüfern oder bei älteren Kommilitonen, die die Prüfung bereits abgelegt haben.

Zeiteinteilung

Als guter Lerncoach erstellen Sie zuerst einen groben Halbjahresplan, einen Monatsplan oder Wochenpläne - je nachdem, wieviel Zeit Ihnen noch zur Verfügung steht. Rechnen Sie dabei am besten vom Prüfungsdatum rückwärts. Gehen Sie nicht unbedingt nach der Stoffreihenfolge in den Büchern vor, sondern setzen Ihre Prioritäten nach Relevanz der einzelnen Themengebiete für Ihre Prüfung: Überlegen Sie genau, wieviele Stunden pro Woche zuzüglich Pausen Sie bereit sind, Ihrem Lernprozeß zu widmen, und halten Sie sich später auch daran. Multipliziert mit den verbleibenden Wochen ergibt sich eine Stundensumme, die Sie dann unter den Fächern nach Prüfungsrelevanz sinnvoll aufteilen. Wenn Sie noch genügend Zeit zur Verfügung haben, beginnen Sie am Anfang mit nur vier bis fünf Stunden täglichem **L**ernpensum (**L**). Im Laufe der nächsten Tage können Sie das Pensum ja schrittweise auf sechs bis gut sieben Stunden / Tag steigern. Zuzüglich Pausen (weiße Felder) bedeutet das neun bis elf Stunden Zeitbedarf / Tag!

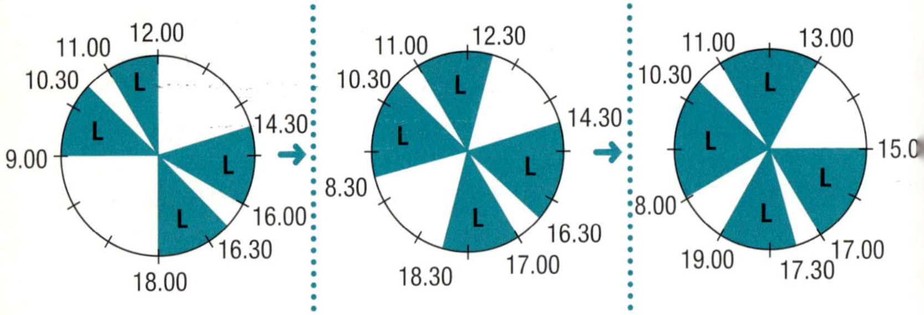

Pufferzeiten

Bei mehrmonatigen Lernprojekten hat es sich bewährt, freie Zwischentage oder Wochenenden einzuplanen, die im Bedarfsfall auch als Puffertage für das Aufarbeiten von Lernrückständen genutzt werden können und so Frustrationen vorbeugen. Auch in Ihren Wochenplänen sollten einmal 2 bis 4 Stunden für diesen Zweck vorgesehen sein: Es macht immer mehr Spaß, plötzlich Freiräume zu haben oder dem Lernplan voraus zu sein, als immer nur unter Streß dem Lernpensum hinterherzujagen (vgl. S. 20). Daher ist es für den Spaßerhalt am Lernen auch so wichtig, dass Ihr Lernplan realistisch erreichbare Ziele setzt (vgl. S. 9).

Denken Sie daran, am nächsten Sonntag als „Lern-Coach“ die Fehler der letzten Wochenplanung für die kommende Woche zu korrigieren, falls Sie zu wenig oder zu viel Stoff vorgesehen hatten. Aus diesem Grund macht es auch wenig Sinn, schon zu Beginn des Lernprojektes sämtliche Wochenpläne exakt auszuarbeiten – Sie müßten sie wahrscheinlich sowieso später wieder ändern, da mit zunehmender Lernerfahrung auch Ihre Planungskompetenz steigen wird.

Lernziele

Versuchen Sie, eine der Lerndauer angepaßte, realistische Zieldefinition zu erstellen: Geht es nur um das Bestehen, oder wollen Sie auf eine bestimmte Note hinarbeiten? Schon Ihre **Grobplanung** müßte daran angepaßt sein.

Im nächsten Schritt erstellen Sie einen Wochenplan und eine Liste der täglich abzuarbeitenden Themen. Ihre „to do – list“ muß jedoch ausreichende Zeitfenster für Wiederholungen und Lernkontrollen von bereits gelerntem Stoff berücksichtigen. Die vertiefenden Wiederholungen (mit immer längeren Zwischenintervallen) sind besonders wichtig für eine optimierte Behaltensquote und die spätere Abrufbarkeit. Sie finden ein Vorschlag für einen solchen Wochenplan auf den Seiten 38 und 39. Hängen Sie später Ihren Wochenplan am besten sichtbar neben Ihrem Arbeitsplatz an die Wand.

Noch ein Tipp: Formulieren Sie Ihre Lernziele nicht bloß in Form von Themenbezeichnungen, sondern als konkret überprüfbare Handlungskompetenzen: Ein Beispiel aus der Medizin: „die Funktionsweise der Blutdruck-Regulation innerhalb von 2 Minuten klar strukturiert einem Lernpartner erklären können“ statt einfach nur „das Herz-Kreislauf-Modell“.

Merken Sie den Unterschied im Anforderungsniveau? Die erste Lernzieldefinition ist wesentlich präziser, ein nicht-Erreichen fällt viel deutlicher auf als bei dem nur allgemein formulierten Thema. Wenn Sie jetzt Ihrem Lernpartner die zugrunde liegenden Zusammenhänge auch noch verständlich auf einer Tafel oder einem Blatt Papier skizzieren können, werden Sie es so schnell nicht wieder vergessen. Dieser Vorschlag leitet zu den verschiedenen Lernmethoden über:

Vielfältigkeit der Lernmethoden

Eine Erkenntnis der Lernforschung gilt wirklich als gesichert – sie leuchtet auch unmittelbar ein: Je mehr Sinne und Emotionen am Lernprozeß beteiligt werden (nicht nur lesen, sondern auch hören, diskutieren, anfassen, sehen und aufzeichnen, Emotion durch Humor etc.) und je abwechslungsreicher das Lernprogramm gestaltet wird, desto effektiver wird das Lernen sein. Wenn Sie also nur alleine stumm vor sich hin lesen, haben Sie sich eine der ineffektivsten Lernmethoden ausgesucht, die es gibt. Aber auch Lernende, die ausschließlich alles herausschreiben und nur eigene Karteikarten erstellen (sehr zeitaufwendig!), erzielen oft nicht das Ergebnis, das ihrem eigentlichen Lernpotenzial angemessen wäre. Wenn Ihre Planung demnach viele unterschiedliche Methoden berücksichtigt, wird Ihr Lernerfolg nicht nur höher sein, es wird Ihnen insgesamt auch mehr Spaß machen!

Viele explorative und vertiefende Lernmethoden erfordern die aktive Auseinandersetzung mit Lernpartnern – planen Sie daher nach Möglichkeit Treffen mit Ihren Lernpartnern in den Wochenablauf ein und versuchen Sie, auch Ihren bevorzugten Aufenthaltsort danach auszurichten. Es spricht vieles dafür, dass unser Gedächtnis die gespeicherten Informationen in Form von Bildern ablegt. Planen Sie daher so, dass Sie das bildliche Vorstellungsvermögen am Lernprozeß beteiligen können (Tafel, Flipchart, oder Whiteboard anschaffen). Weitere, detaillierte Tipps dazu finden Sie im Kapitel 6.

Reihenfolge der Lernthemen

Wenn Sie bei der Wochenplanung festlegen, welcher Lernstoff auf das vorangegangene Thema folgt, achten Sie darauf, dass ähnlicher Lernstoff möglichst nicht unmittelbar aufeinander folgt, wenn er nicht zwingend aufeinander aufbaut. Sie bringen sonst die Dinge schneller durcheinander und steigern unnötig das Verwirrungspotenzial. Lernforscher sprechen dann von „pro- oder retroaktiver Hemmung", die den Lernvorgang behindert. Trotzdem sollten Sie darauf achten, dass der Lernstoff in der richtigen Reihenfolge angegangen wird, falls z.B. bestimmte Themen auf der Kenntnis anderer (Grundlagen) aufbauen. Nur dann kann das neue Wissen sinnvoll in das Netz bestehender Vorkenntnisse eingebaut werden. Diese Vernetzung gelingt um so leichter, je mehr Sie bereits über das Thema wissen.

Nutzung von Wegezeiten
Wenn Sie längere Strecken zurücklegen müssen, um Ihre Lernpartner zu treffen, lassen Sie sich davon nicht abschrecken. Man kann diese Wegzeiten wunderbar zur Festigung des Lernstoffes nutzen: Die meisten Lernenden verfügen über einen Cassettenrecorder, mit dessen Hilfe man Lückentexte auf Band sprechen kann. Damit kann man sich später selbst kontrollieren bzw. bereits gelernten Stoff wieder in Erinnerung rufen. Ideal eignen sich dafür Wegstrecken mit dem Fahrrad, mit Bus und Bahn (Walkman) oder mit dem Cassettenrecorder im Auto.

Achten Sie dabei auf eine ausreichende Pausenlänge zwischen den Sprechphasen, damit Sie später beim Abhören der Cassette auch genügend Zeit haben, die richtige Lösung aus Ihrem Gedächtnis aufzurufen und laut dazwischenzusprechen. Richtig – Sie sollten dabei laut sprechen: Die motorische Bewegungsplanung für die Artikulation Ihrer Gedanken (statt die Lösung nur zu denken) unterstützt nachhaltig den Lernprozeß. Lediglich einen Walkman und ein Mikrophon müßten Sie sich dafür anschaffen. Aber beides ist nicht teuer – Sie benötigen ja keine Studioqualität.

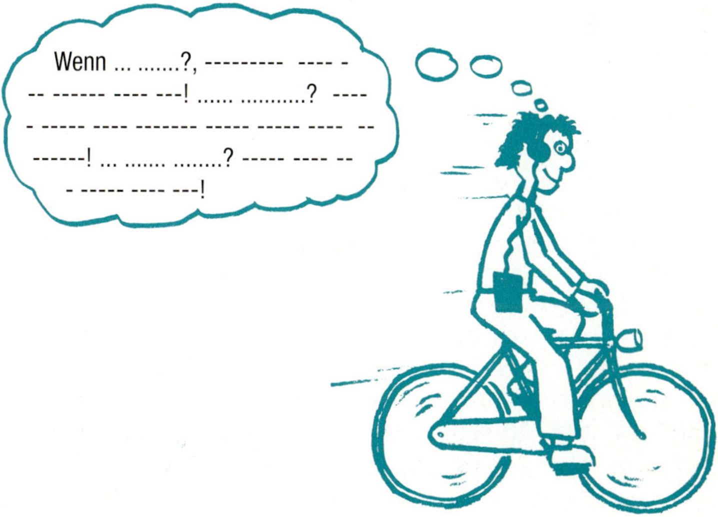

Pausenplanung

Jetzt kommen wir zum vielleicht wichtigsten Teil einer effizienten Lernplanung: Wahrscheinlich hat jeder schon einmal erlebt, dass die Gedanken beim Blick durch das Fenster abschweifen, oder man kaut gedankenverloren auf dem Bleistift herum oder spielt mit dem Kugelschreiber. Manchmal ertappt man sich dabei, am Ende eines Satzes schon nicht mehr zu wissen, wie er denn anfing. Gähnen, längeres Kratzen am Kopf oder „Nasepopeln" sind ähnliche, unwillkürlich ausgeführte Anzeichen für eine nachlassende Konzentration.

Wenn diese Phänomene auftreten, sind wahrscheinlich Ihre Arbeitsperioden zu lang und Ihre Pausen zu selten und/oder zu kurz. Leider ist jedoch meistens schon relativ viel wertvolle Lernzeit unproduktiv vergangen, bevor Sie diese Anzeichen bemerken. Ihre Lernmotivation ist bereits deutlich eingeschränkt. Daher sollten Sie von Anfang an Ihrer Pausenplanung genügend Aufmerksamkeit widmen, bevor es soweit kommt:

Pausenintervalle

Man hört als Dozent an der Universität immer wieder von Studenten, die glaubhaft versichern, Wochen und Monate lang „Tag und Nacht" durchgelernt zu haben – und trotzdem durchgefallen sind. Kein Wunder – ihre Pausenplanung war miserabel. Ständiges Lernen (>10 h / Tag) ist für die meisten Menschen eher schädlich als nützlich. Wie lange kann man sich durchschnittlich voll konzentrieren: 10 Minuten? 30 Minuten? Eine ganze Stunde? Wohl kaum. Als Faustregel sollten Sie etwa alle 20 bis 40 Minuten eine stimulierende „Minipause" (s.u.) von nur zwei bis fünf Minuten Länge einlegen.

Darüber hinaus benötigt unser Gehirn mindestens alle 1,5 bis 2 Stunden eine etwas längere „Kurzpause" von ca. 15 bis 20 Minuten Länge. Schließlich sollte nach vier bis fünf Stunden konzentriertem Lernen eine mindestens 2-stündige Regenerationsphase erfolgen, am besten mittags im physiologischen Leistungstief (vgl. S. 16). Im tageszeitlichen Ablauf könnte das also so aussehen:

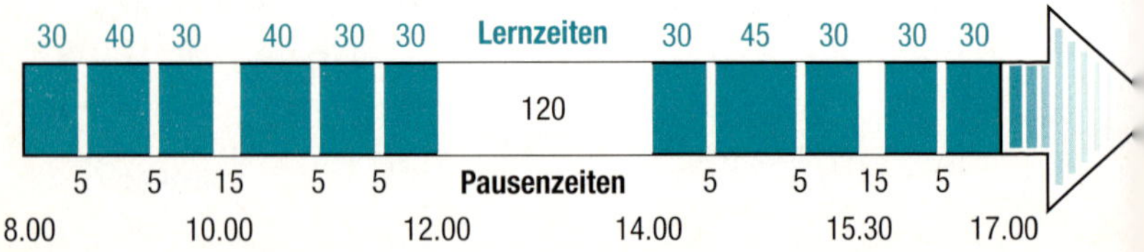

Je nach Komplexität des Lernstoffs können 40 Minuten am Stück schon Ihre Konzentrationsfähigkeit überfordern. Legen Sie immer bei Bedarf eine einminütige Minipause ein, stehen Sie auf, öffnen Sie das Fenster und bewegen Sie sich – wichtig ist dabei nur, dass Sie direkt wieder an den Schreibtisch zurückkehren, sonst ist es keine Minipause mehr und Sie denken sich dann schlechter wieder in das Thema ein. Das führt uns zu der Frage, wie man die Pausen am besten gestaltet:

Möglichkeiten der Pausengestaltung

Jedes Gehirn liebt Abwechslung. Die Pausengestaltung sollte sich möglichst stark von der Aktivität in den Lernphasen unterscheiden – also NICHT die Zeitung lesen oder fernsehen (die Augen sind schon ermüdet genug und sollen entspannen)! Am besten sind körperliche Aktivitäten, die nicht nur den Kreislauf stimulieren, sondern auch dazu beitragen, die Konzentrationsfähigkeit schnell zu regenerieren. Sie finden auf diesen Seiten zahlreiche Pausenübungen – setzen Sie auch hier auf Abwechslung:

Übungen für Minipausen (1-5 Minuten):

- Für ganz kurze Unterbrechungen: Gähnen und strecken Sie sich ausgiebig und trinken Sie etwas Mineralwasser – die Flasche muß ja leer werden (vgl. S. 21).

- kurzes Aufstehen und Fenster öffnen, (oder auf den Balkon nach draußen gehen) Glieder strecken und die Augen schließen. 10 x langsam und tief durch die Nase ein- und ausatmen (Mund zu), dasselbe 10 x mit geöffneten Augen wiederholen und dann zügig zum Schreibtisch zurückkehren.

- Aufstehen und an die frische Luft gehen (s.o.), Beine etwas breiter als die Schultern stabil hinstellen, Arme und Beine nach allen Seiten strecken und räkeln, langsam tief durch die Nase einatmen und dabei Arme über den Kopf nehmen. Beim Ausatmen jeweils die Arme langsam wieder nach unten führen (10 x).

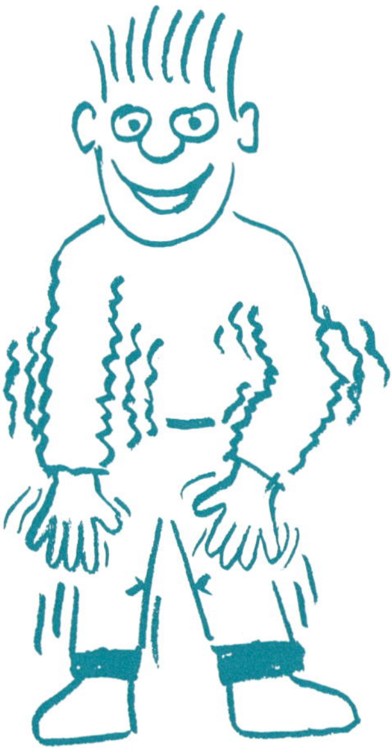

- Sorgen Sie für Frischluftzufuhr. Stellen Sie sich aufrecht mit leicht gespreizten Beinen und herabhängenden Armen hin. Nun beginnen Sie, nur die Hände mit den Handinnenflächen zum Körper hin zuerst langsam zu schütteln (10 Sekunden). Dann schütteln Sie Ihre Hände schneller und nehmen die Arme und Schultern dazu (30 Sekunden). Dann lassen Sie die Bewegung wieder langsamer werden (10 Sekunden). Fühlen Sie in der kurzen Pause (10 Sekunden), wie Ihr Körper beginnt zu prickeln. Danach wiederholen Sie den Vorgang zuerst für ein Bein und dann für das andere Bein. Schütteln Sie den Lernstreß und Ihre Sorgen ab und stoßen Sie dabei laut und kräftig die Luft aus.

- Stellen Sie sich aufrecht hin und heben Sie beide Arme gestreckt über den Kopf, gehen Sie auf die Zehenspitzen. Dann senken Sie mit einem lauten „eeeeehh“ die Arme und gehen in die Hocke, die Hände neben ihren Füßen auf den Fußboden. Jetzt schnellen Sie mit einem lauten „Jaaa“ plötzlich wieder hoch und werfen die Arme wieder über den Kopf. Das Ganze wiederholen Sie drei mal oder so lange, bis die Nachbarn fragen, ob es Ihnen (noch) gut geht.

Im Ernst: Wenn Ihnen diese Übungen lächerlich vorkommen, ist das völlig in Ordnung. Lachen Sie ruhig über sich selbst – das wäre ein erwünschter Effekt. Erstens sieht es ja in der Regel keiner und zweitens schwindet die Befangenheit mit der Erkenntnis, dass so etwas tatsächlich hilft und Sie sich danach wieder viel besser konzentrieren können. Probieren Sie es aus!

Überkreuz-Übungen bei Denkblockaden:

Mit diesen Übungen können Sie blockierte Querverbindungen zwischen beiden Hirnhälften wieder frei bekommen (s. Anhang S. 94).

- Stellen Sie sich hin und führen Sie 20 - 30 x im schnellen Wechsel den linken Ellenbogen an das angehobene rechte Knie und umgekehrt. Sie sollen dabei ruhig etwas aus der Puste kommen.

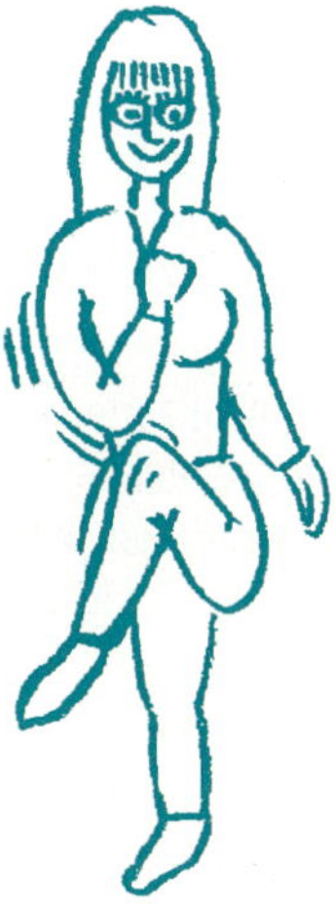

- Alternativ können Sie auch hinter dem Körper die Hand an die gegenseitige Hacke führen – ebenfalls im schnellen Seitenwechsel.

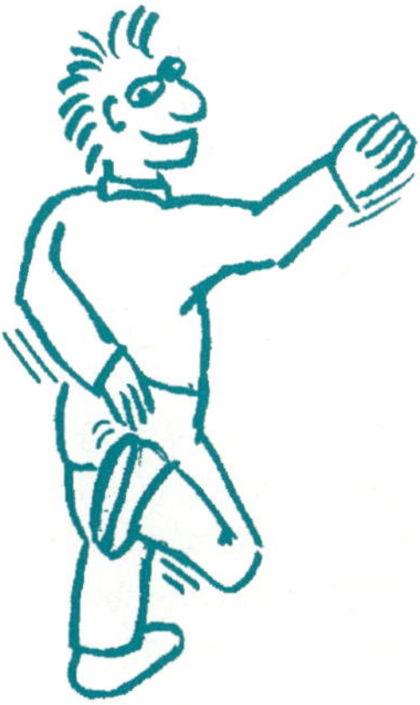

- Zeichnen Sie mit ausgestrecktem Arm im Stehen eine „acht“ horizontal, also quer liegend in die Luft.

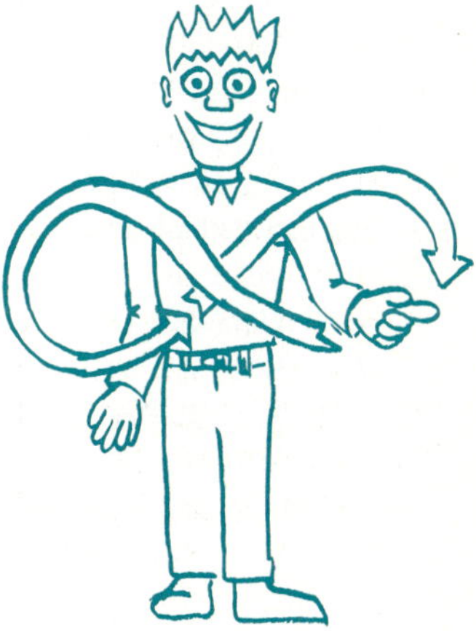

Bei Nackensteife:

- Aufstehen und an die frische Luft gehen (s.o.), zur Deblockierung im Nackenbereich den Kopf langsam nach unten bewegen (Kinn auf die Brust) und dabei ausatmen.
  Kopf dann langsam wieder anheben und dabei tief einatmen (5 x).
  Zügig zum Schreibtisch zurückkehren und weiterarbeiten.

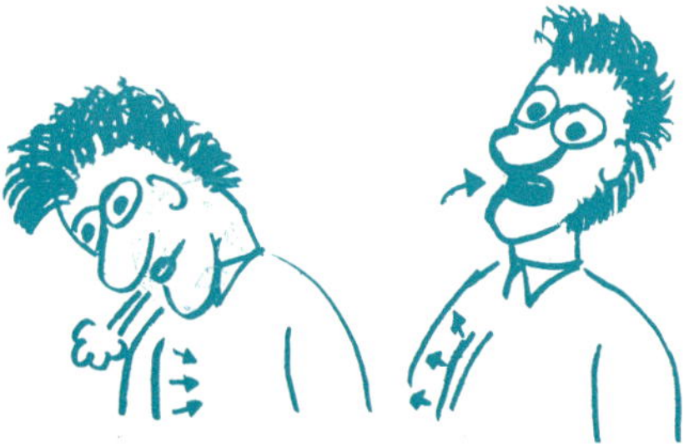

Bei Anspannungen und erhöhtem Lernstress:

- Bequeme Sitzhaltung mit geradem Rücken einnehmen, die rechte Hand unterhalb des Bauchnabels auflegen und die Augen schließen. Beginnen Sie langsam mit dem Einatmen, indem Sie in den Bauch atmen, dann atmen Sie noch tiefer in den Brustkorb ein, heben die Schultern und den gesamten Brustkorb dabei an, bis „nichts mehr geht" – jetzt beginnen Sie langsam, in der umgekehrten Reihenfolge auszuatmen, langsam die Luft ausströmen lassen, dabei senken sich die Schultern automatisch. Wiederholen Sie diesen Vorgang langsam drei Minuten lang. Danach sollten Sie vom Beta- Zustand in den Alpha-Zustand (vgl. S. 20) übergewechselt sein und können weiterarbeiten.
- Nehmen Sie einen dicken Filzstift oder einen Korken in den Mund und halten ihn initial für 5 Sekunden mit geschlossenem Mund. Dann blecken Sie 10 Sekunden lang Ihre Zähne. Versuchen Sie jetzt, laut und deutlich mit dem „Handicap" zwischen Ihren Zähnen (nicht fallen lassen!) etwas aufzusagen – es wird sich zum totlachen anhören. Grinsen Sie noch ein Weilchen weiter – mit dem Korken im Mund und glucksen Sie über sich selbst. Es ist erstaunlich, wie die Stellung der mimischen Gesichtsmuskulatur die Stimmungslage beeinflussen kann.

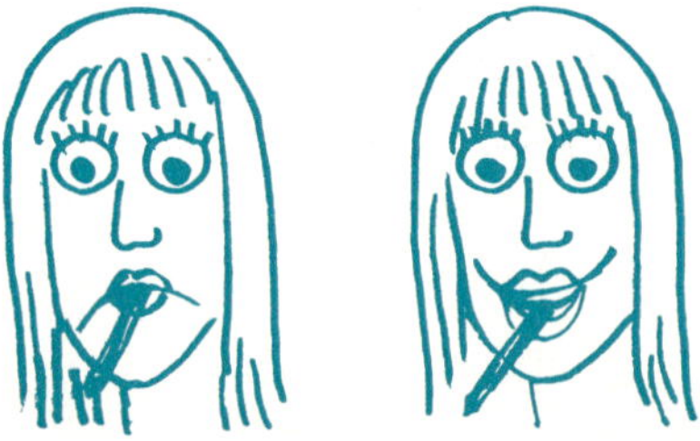

Gestaltung von Kurzpausen (~ 15 Minuten):

Sie können natürlich in Kurzpausen auch alle vorgenannten Übungen einsetzen. Aber in 15 - 20 Minuten kommen noch mehr Dinge in Frage. Überschreiten Sie jedoch nicht die geplante Pausenlänge (eventuell einen Wecker stellen):

- Eine Teepause, etwas trinken und (nur wenig) essen.
- Falls Sie gerade eine Lernetappe erfolgreich abgeschlossen haben, eine kleine Belohnung (Schokolade, Kekse...).
- Eine Dusche, den Körper eincremen, Fußmassage...
- In die Sonne legen (Achtung, nicht die Zeit „vergessen"!).
- Manuelle Arbeiten (ein Bild rahmen, ein Geschenk basteln...).
- Ein Telefonat mit Freunden.
- Ein bißchen „Gute-Laune-Musik" hören.

Gestaltung von Regenerationsphasen (2 Stunden):

Denken Sie daran, diese Phase zu genießen – Sie haben jetzt wirklich frei! Es hätte jetzt auch keinen Sinn, weiter zu lernen. Sie würden sich sowieso nicht konzentrieren und effektiv lernen können. Also behindern Sie Ihre Entspannung nicht durch ein schlechtes Gewissen, sondern haben Sie etwas Spaß. Dann wird die Lernphase am Nachmittag um so produktiver ausfallen. Vielleicht haben Sie Lust auf:

- Ein nicht zu fettes Mittagessen.
- Etwas Sport (ganz nach Vorliebe und Jahreszeit: z.B. Skaten, Frisbee, Schwimmen, Eislaufen, Jogging, Fahrrad fahren...).
- Eine Verabredung im Park, z.B. zu einer Boule-Partie, (*Achtung:* Die Themen „Lernen" und „Prüfung" sollten tabu sein!).
- Eine Siesta (Wecker stellen):
  Schon 30 Minuten Schlaf bewirken Wunder!
- Einen kurzen Stadtbummel.
- Was Ihnen sonst noch gefällt...

Belohnung am Abend

Natürlich lernt es sich den ganzen Tag besser, wenn man auf etwas hinarbeitet, auf das man sich wirklich freut. Unterschätzen Sie nicht die Wirkung eines solchen Stimmungsaufhellers! Versuchen Sie bei Ihrer Wochenplanung, sich für jeden Abend eine solche Belohnung vorzunehmen und sich dafür gezielt zu verabreden. Ob es sich um ihre Lieblingssportart mit Freunden, einen Kino- oder Theaterbesuch, Schwimmbad, Sauna, Solarium oder einen Tanzkurs handelt, ist eigentlich egal. Es muß Ihnen nur wirklich Freude bereiten. Auch hier gilt: Genießen Sie Ihre verdiente Pause! Ohne solche Regenerationsphasen ist konzentriertes Lernen unmöglich.

Problematisch ist dagegen der Besuch einer Disco wegen der ungünstigen „Nacht"-Zeit - vielleicht heben Sie sich den Discobesuch besser für die Nacht vor einem freien „Puffertag" auf, sonst wird aus dem Lernpensum des nächsten Tages wieder nichts...

Gönnen Sie sich genügend Nachtschlaf (spätestens ab 23:00 Uhr), denn geistig tätige Menschen brauchen vermehrt Schlaf, damit das Gehirn das Gelernte ungestört im Schlaf weiterverarbeiten kann. Unmittelbar vor dem Schlaf gelernte Inhalte werden besser behalten!

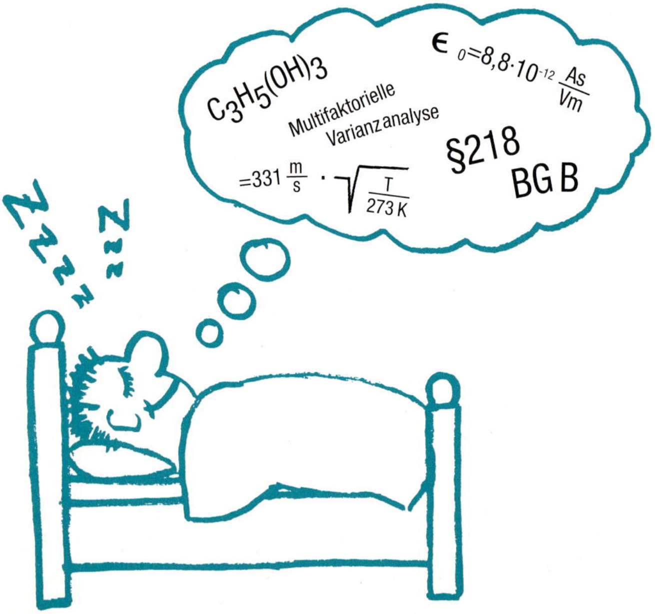

Wiederholungsintervalle

Ohne Wiederholungen erfolgt keine Abspeicherung im Langzeitgedächtnis – sie sind bei den meisten Menschen essentiell. Das schnell aufeinanderfolgende Lernen desselben Lernstoffs bringt jedoch wenig, da es im gleichen Zeitfenster des Kurzzeit-Gedächtnisses stattfindet und uns in falscher Sicherheit wiegt: Testet man sich z.B. selbst mit Prüfungsfragen, kurz nachdem man das entsprechende Kapitel gelesen hat, bekommt man leicht das Gefühl, man hätte alles bereits verstanden und gelernt und bräuchte sich nicht weiter anzustrengen. Aber nur wenige Stunden später müßte man feststellen, dass man das meiste wieder vergessen hat und nur noch ein Bruchteil der Informationen abrufbar ist (vgl. S. 7, „Selbstbetrug").

Leider führen reine Wiederholungen allein kaum zu einer längerfristigen Einprägung. Die Behaltens- oder „Retentionsquote" wird dann höher, wenn der Lernstoff aktiv reproduziert wird und die Wiederholungen mit zunehmend längeren Zwischenintervallen erfolgen (wie bei einer Impfung).

Optimale Wiederholungsintervalle	
• 1. Wiederholung	nach ca. 15 - 20 Minuten
• 2. Wiederholung	nach ca. 2 - 4 Stunden
• 3. Wiederholung	am nächsten Tag
• 4. Wiederholung	nach ca. 2 - 4 Tagen
• 5. Wiederholung	nach ca. 1 Woche
• 6. Wiederholung	nach ca. 2 Wochen

Für die Festigung der Kenntnisse eignet sich am besten eine Mischung aus Wiederholung, Selbsttest und Reproduktion mit Lernpartnern, die einem dann auch Feedback geben können, ob noch inhaltliche Fehler zu berichtigen sind oder welche Inhalte gut beherrscht werden und welche noch einmal vertieft werden müssen. Ein solches Feedback ist sehr wertvoll und steht „Einzelkämpfern" nicht zur Verfügung (vgl. S.48).

Insgesamt spart man mit einem solchen Vorgehen wertvolle Zeit, weil zahlreiche Wiederholungen überflüssig werden und der Lernstoff letztendlich schneller in das Langzeitgedächtnis übergeht.

Checkliste für die Erstellung des Arbeitsplans

1) Erhebung des Status-quo (in den ersten Tagen):
Erstellen Sie einen Selbstkontrollbogen, auf dem Sie vermerken:
- wann genau und wie lange Sie jeweils gelernt haben,
- den Grund und die Länge aller Unterbrechungen,
- wieviel Zeiteinheiten Sie pro Stoffmenge benötigen (inklusive Wiederholungen, Einüben und Selbstkontrollen, vgl. S. 35)
- den durch „try-and-error" ermittelten, für Sie günstigsten Arbeitsrhythmus (vgl. S. 15)

2) Analyse des Selbstkontrollbogens:
Nach spätestens einer Woche gehen Sie den Kontrollbogen kritisch durch und:
- optimieren Ihren Tageszeitplan (Wegezeiten minimieren...),
- eliminieren Aktivitäten, die weder produktiv, noch angenehm waren,
- überlegen, welche Routinearbeiten (Haushalt, Nebenjobs, ...) vorübergehend andere für Sie übernehmen könnten,
- setzen also möglichst effektive Prioritäten für die Zeit Ihres Lernprojekts.

3) Lernziele an Lernzeit anpassen:
Sie haben oben ermittelt, wie schnell Sie sich welche Stoffmenge (inklusive Wiederholungen und Lernkontrollen) pro Zeit aneignen können. Jetzt rechnen Sie vom Prüfungszeitpunkt rückwärts und
- identifizieren die tatsächlichen Anforderungen (vgl. S. 16),
- teilen den relevantesten Themen die größten Zeitblöcke zu,
- geben komplexen Themen mehr Lernzeit als kleineren Themen und planen insgesamt besser zuviel als zuwenig Zeitbedarf ein,
- wählen möglichst nur ein Lehrbuch (max. 2), Atlas oder Regelwerk pro Thema aus, um sich später nicht in deren Widersprüchen zu verzetteln,
- erstellen sich dadurch Ihren „Soll" – Stundenplan (vgl. S. 38 / 39).

4) Methoden festlegen, wie gelernt wird:
- pro Thema mindestens vier Zeitblöcke für **a)** den Überblick, **b)** das Einlesen, **c)** das Vertiefen und **d)** Wiederholungen des Lernstoffs planen (vgl. S. 35)
- verschiedene Lernmethoden für „Soll-Stundenplan" vorsehen (Kap. 6)

5) Status quo mit Soll abgleichen:

- Lernziel nicht erreicht? „Das schaffe ich nie“ = faule Ausrede!
- stattdessen Selbstkontrollbogen auf Zeiteinspar-Potenziale prüfen,
- dabei Prioritäten schärfer setzen, eventuell Mut zur Lücke! Sparen Sie jedoch nicht an den Pausen – das wäre ineffektiv!

Musterarbeitsplan für eine Woche

Der Vorschlag, den Sie auf den nächsten beiden Seiten finden, stellt lediglich einen Modellplan für die Zeit nach Ihrer Einarbeitungsphase (also ab der dritten Woche, vgl. S. 20) dar, den Sie an Ihre persönlichen Bedürfnisse und Rahmenbedingungen anpassen sollten. Dieser Modellplan ist für eine typische Lernwoche in der Mitte des Lernzyklus gedacht und berücksichtigt die genannten Planungsaspekte und Voraussetzungen für erfolgreiches Lernen. Sie müssen noch entscheiden, für welche Ihrer Lernthemen Sie jeweils mehr Zeit benötigen (Musterthemen 5-7), und für welche Themen Sie mit weniger Lernzeit auskommen (Musterthemen 8-10). Die Themen 1-4, x, y, z symbolisieren Lerninhalte der vorausgegangenen Wochen, die in dieser Woche wiederholt bzw. kontrolliert werden sollen. Denken Sie daran, die Wiederholungsintervalle sinnvoll zu wählen (s.S. 35).

Ein solcher Lernplan ist absolut wertlos, wenn er nach seiner Erstellung in einer Schreibtischschublade verschwindet oder nicht befolgt wird. Es fällt leichter, die notwendige Selbstdisziplin aufzubringen, wenn der Wochenplan viermal kopiert und offen sichtbar aufgehängt wird:

a) direkt neben Ihrem Arbeitsplatz
b) an der Innenseite Ihrer Zimmertür
c) an der Innenseite Ihrer Toilette
d) in der Küche
e) ein Exemplar für Ihre Treffen mit Lernpartnern

Jedesmal, wenn Sie eine Lernetappe erfolgreich abgeschlossen haben, streichen Sie die dazugehörigen Felder auf dem Plan genüßlich durch. So haben Sie auch eine gute Kontrolle, ob alle geplanten Lernaktivitäten durchgeführt worden sind.

Die verwendeten Felder haben folgende Bedeutung:

	Primäre Lernzeiten zum Thema ....
Wh	Wiederholungen bereits gelernter Themen
	Pufferzeiten für Rückstände / Freizeit

Vormittag	Sonntag	Montag	Dienstag	Mittwoch	Donnerstag	Freitag	Samstag	Vormittag
8:00 - 8:30	AUSSCHLAFEN!	Thema 5 Überblick & Fragen	Thema 6 Überblick & Fragen	Thema 7 Überblick & Fragen	Thema 8 Überblick & Fragen	Thema 9 Überblick & Fragen	Thema 10 Überblick & Fragen	8:00 - 8:30
8:35 - 9:15		Thema 5 einarbeiten	Thema 6 einarbeiten	Thema 7 einarbeiten	Thema 8 einarbeiten	Thema 9 einarbeiten	Thema 10 einarbeiten	8:35 - 9:15
9:20 - 9:50	Freizeit/ Pufferzeit (Wh?)	Thema 5 einarbeiten	Thema 6 vertiefen	Thema 7 vertiefen	Thema 8 vertiefen	Thema 9 vertiefen	Thema 10 vertiefen	9:20 - 9:50
Pause								Pause
10:05 - 10:55	**Lerncoach: Lernziel-kontrolle**	Thema 5 vertiefen	Wh Thema 5 (vom Vortag)	Wh Thema 6 (vom Vortag)	Wh Thema 7 (vom Vortag)	Wh Thema 8 (vom Vortag)	Wh Thema 9 (vom Vortag)	10:05 - 10:55
11:00 - 11:30	**Lerncoach: Planung nächster Woche**	Thema 5 visualisieren	Thema 6 neu gliedern	Thema 7 neue Headlines	Thema 8 andere Perspektive	Thema 9 vertiefen	Thema 10 vertiefen	11:00 - 11:30
11:35 - 12:05		Wh Thema 1 (von Vorwoche)	Thema 6 visualisieren	Thema 7 vertiefen	Wh Thema 1 (von Vorwoche)	Wh Thema 2 (von Vorwoche)	Wh Thema 3 (von Vorwoche)	11:35 - 12:05

Nachmittag	Sonntag	Montag	Dienstag	Mittwoch	Donnerstag	Freitag	Samstag	Nachmittag
14:00 - 14:30	Freizeit/ Pufferzeit (Wh?)	Thema 5 einarbeiten	Wh Thema 3 (von Vorwoche)	Wh Thema 5 (von Mo.)	Wh Thema 6 (von Di.)	Wh Thema 7 (von Mi.)	Wh Thema 8 (von Do.)	14:00 - 14:30
14:35 - 15:20		Thema 5 neu strukturieren	Thema 6 Vortrag vorbereiten	Thema 7 Kernpunkte	Thema 8 Vortrag vorbereiten	Thema 9 Vortrag vorbereiten	Thema 10 Vortrag vorbereiten	14:35 - 15:20
15:25 - 15:55	Lerngruppe: Wh Thema 1-2	Thema 5 vortrag vorbereiten	Wh Thema 6 Vortrag üben	Freizeit/ Pufferzeit	Wh Thema 7	Thema 9 Vortrag üben	Wh Thema X (vor 2 Wo.)	15:25 - 15:55
Pause								Pause
16:10 - 16:40		Thema 5 vortrag vorbereiten	Lerngruppe Thema 5	Wh Thema 4	Lerngruppe Thema 7	Wh Thema 5	Wh Thema Y (vor 2 Wo.)	16:10 - 16:40
16:45 - 17:15	Lerngruppe: Wh Thema 3-4	Wh Thema 2		Thema 7 Vortrag vorb.		Freizeit/ Pufferzeit	Wh Thema Z (vor 3 Wo.)	16:45 - 17:15
17:20 - 17:55		Wh Thema 5	Lerngruppe Thema 6	Thema 7 Vortrag üben	Lerngruppe Thema 8		Wh Thema 6 (von Di.)	17:20 - 17:55
18:00 - 18:30	Freizeit/ Pufferzeit	Freizeit/ Pufferzeit		Wh Thema 6			Freizeit/ Pufferzeit	18:00 - 18:30
danach	Belohnung: Verabredung / Sport / Tanz etc.							danach

Seit einiger Zeit glaubt man zu wissen, dass die beiden Hemisphären unseres Gehirns (Hirnhälften) bevorzugt unterschiedliche Aufgaben wahrnehmen: Die linke Hemisphäre scheint eher in Worten, die rechte Hemisphäre dagegen eher in Bildern zu denken (s. Anhang). Während die linke Hemisphäre dem logischen Verstand zugeordnet wird, soll die rechte Hemisphäre eher für kreative und emotionale Aspekte verantwortlich sein.

Bevor Sie sich aus den vielen Möglichkeiten unterschiedlicher Lernmethoden (Kap. 6) einige aussuchen, macht es Sinn, zu analysieren, was für ein Lerntyp Sie sind. Das Ziel dieses Kapitels ist jedoch nicht eine dogmatische oder feste Zuordnung eines Lerntyps, da Mischtypen häufig sind und sich oft mehrere Vorlieben überlappen. Trotzdem hilft die Kenntnis der bevorzugten Lernkanäle bei der Auswahl und Zusammenstellung der einzelnen Lerntechniken.

Die Lernforschung unterscheidet die Menschen nach ihren bevorzugten Wahrnehmungskanälen: Dazu gehören das Hören (auditiv), das Sehen (visuell) und der Tastsinn mit Berühren und Bewegungen / Bewegungsabläufen (kinästhetisch). Je nachdem, zu welcher Gruppe Sie gehören, werden beim Lernvorgang unterschiedliche Anteile des Gehirns besonders aktiviert:

Auditiv orientierte Lerntypen

reagieren stark auf Gesagtes, die Stimme und den Tonfall des Sprechenden, auf Lautstärke, Rhythmus und Musik (vgl. S. 73). Sie erinnern sich gut an gesprochene Zusammenfassungen und profitieren sehr von Lerncassetten, die Sie selbst oder andere besprochen haben (vgl. S. 27).

Visuell orientierte Lerntypen

können gesehene Schautafeln oder Skizzen regelrecht „abfotografieren" und später auch als Bild wieder abrufen. Sie profitieren am meisten von visuellen Lernmethoden, dem Erstellen von Mindmaps (vgl. S. 56-63) und z.B. einer graphischen Veranschaulichung eines Zusammenhangs an der Tafel für ihre Lernpartner.

Kinästhetisch orientierte Lerntypen

benötigen Bewegungen, vorzugsweise ihrer Hände, um etwas wirklich zu „begreifen". Sie können sich wesentliche Kernpunkte z.B. besser merken, wenn sie sich diese an den Fingern abzählen und aufschreiben. Sie können auch Rollenspiele ausprobieren, um diesem Typ entgegen zu kommen.

Was für ein Lerntyp sind Sie?

Die folgende Tabelle soll verdeutlichen, welche Verhaltens- und Ausdrucksweisen jeweils auf welchen Wahrnehmungskanal hinweisen kann. Finden Sie sich wieder?

Auditiv	Visuell	Kinästhetisch
Redet und diskutiert gern, führt Selbstgespräche.	Braucht einen Überblick, stellt es sich bildhaft vor.	Lernt durch handeln,probiert gerne etwas aus.
Erinnert sich besser an Gehörtes.	Erinnert sich besser an Gesehenes.	Erinnert sich eher an einen Gesamteindruck.
Neigt zu weitschweifigen Darstellungen.	Zeichnet gerne Skizzen oder malt Poster zu den Themen.	Nestelt mit den Händen.
Braucht Ruhe und läßt sich leichter durch Geräusche stören oder ablenken.	Sucht / gestaltet sich eine schöne Lernumgebung / Wohnung.	Führt gerne etwas vor, benutzt oft Notizzettel und erstellt Handzettel.
Moduliert die Stimme und variiert die Stimmlage.	Zeigt eine lebhafte Mimik, runzelt z.B. die Stirn oder zieht die Augenbrauen hoch.	Gestikuliert viel, legt einem beim Reden die Hand auf den Arm.
Sagt „das klingt wie...“ oder „ich höre heraus...“	Sagt „ich sehe das so...“ oder „ich stelle mir vor...“	Sagt „ich begreife das so...“

Wenn mehrere Kriterien einer Spalte auf Sie zutreffen und kaum die Vorlieben der anderen Spalten, versuchen Sie am besten, Ihre Lernmethoden an Ihren Lerntyp etwas anzupassen. Die meisten Menschen gehören jedoch zu den Mischtypen mit leichter Bevorzugung des visuellen Inputs.

Anzeige

Im Kapitel 4 haben Sie sich vor allem damit beschäftigt, eine möglichst effektive Zeit- und Ablaufplanung Ihres Lernprojekts zu finden. Jetzt wird es darum gehen, für die einzelnen Zeitfenster Ihres Lernplans (vgl. S. 38/39) möglichst abwechslungsreiche Lerntechniken zusammenzustellen:

Multisensorisches Lernen
Die Erinnerungsquoten oder Reproduktionsleistungen von gelerntem Stoff sind um so höher, je mehr Sinne am Lernprozeß beteiligt werden und je abwechslungsreicher und aktiver der Lernprozess gestaltet wird. So kann man seine Lernleistung alleine schon durch die Aktivierung unterschiedlicher Aufnahme- und Verarbeitungsformen beträchtlich steigern:

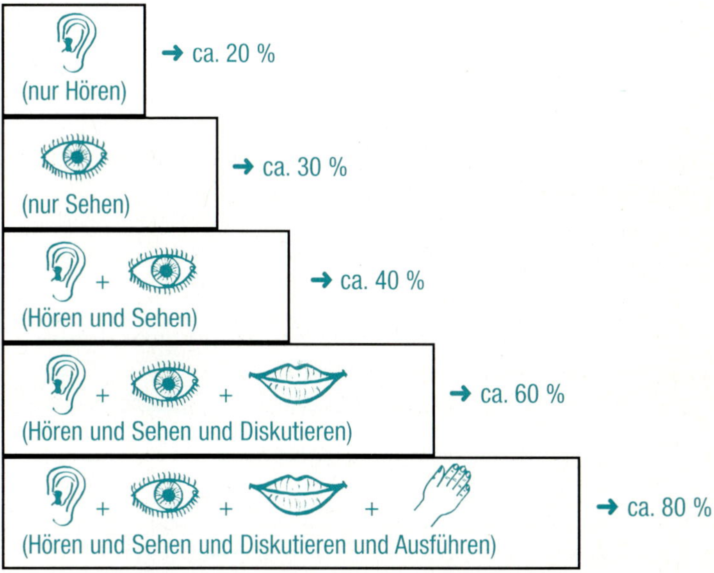

Je mehr Wege durch das Wissensnetz des Langzeitgedächtnisses zu einer gelernten Information führen, desto größer ist auch die Wahrscheinlichkeit, dass diese Information später auch abgerufen werden kann. Auch die Diskussion eines Lernstoffes aus unterschiedlichen Perspektiven (vgl. S. 46) und eine emotionale Beteiligung erhöhen die spätere Abrufbarkeit so gelernter Informationen.

6

Texte wirklich „verstehen“

Die meisten Lernenden kennen das Phänomen nur allzu gut, dass sie glauben, die Inhalte eines Textes beim Lesen zu verstehen, aber später feststellen, dass sie diese Inhalte nicht abrufen oder reproduzieren können. Wie häufig haben wir schon selbst einmal gesagt: „Mir liegt das Wort auf der Zunge“ – sind aber nicht darauf gekommen? Das Problem lautet dann oft:

„verstanden“ heißt noch lange nicht: **„behalten“**

Im Kapitel 3 und 4 wurde bereits hergeleitet, weshalb das oberflächliche Lesen von Texten für ein nachhaltiges Lernen ihrer Inhalte nicht ausreicht. Ohne eine vertiefende Auseinandersetzung mit dem Text, eine hierarchische Strukturierung und eine Neu-Einordnung in bereits vorhandenes Wissen ist dauerhaftes Lernen kaum möglich. Erst wenn ein Zusammenhang oder ein Fachbegriff geistig vollständig erfaßt und so eindeutig „begriffen“ ist, dass er eine klare Vorstellung in uns auslöst, und wir ihn auch anderen Lernpartnern einleuchtend erklären können – erst dann werden wir ihn länger behalten – und das mit viel weniger Wiederholungen als beim oberflächlichen Auswendiglernen.

Für den Umgang mit Texten schlage ich Ihnen daher eine abgestufte Methodik vor, die auf den folgenden Seiten schrittweise erklärt wird:

Eine „7-Schritt-Methode“
zum vertiefendem Lernen von Texten:

① Zunächst nur einen Überblick verschaffen

② Eigene Fragen zum Thema formulieren und schriftlich notieren

③ Gezieltes Durcharbeiten des Textes (unklare Begriffe sofort abklären!)

④ Eingangsfragen aus dem Gedächtnis beantworten

⑤ Rückblick und Selbstkontrolle

⑥ Wiederholungen mit Neuorganisation

⑦ Lernkontrollen mit Lernpartnern

Schritt ①: Überblick verschaffen

Bevor Sie sich in den zahlreichen Details eines Textes „verheddern", verschaffen sie sich erst einmal einen groben Überblick über das Thema. Wie macht man das?:

Sie können zunächst nur die Zusammenfassung, die einzelnen Punkte des Inhaltsverzeichnisses oder die Überschriften lesen oder den Text nur überfliegen, ohne sich in einzelne Punkte zu vertiefen. Anhand der Gliederung ist es oft möglich, sich ein grobes Bild von der Thematik zu machen („Seeing the big picture"). Für visuelle Lerntypen ist es in diesem Stadium oft hilfreich, sich eine grobe Skizze mit den wesentlichen Zusammenhängen zu erstellen, die man später mit zunehmender Einarbeitung ergänzt oder verändert (vgl. „Mindmapping", S. 56-63).

Schritt ②: Eigene Fragen formulieren

Nachdem sie sich zunächst einen Überblick verschafft haben, legen Sie den Text beiseite und formulieren konkrete Fragen, die Sie sich durch das spätere Erarbeiten des Textes beantworten möchten. Letztendlich generieren Sie dadurch Ihre eigenen Lernziele zum Thema, die nicht zu allgemein formuliert sein sollten: Je konkreter und spezifischer Ihre Fragen an den Text sind, desto tiefer wird wahrscheinlich Ihre Auseinandersetzung mit dem Thema ablaufen. Wichtig ist, dass Sie diese Fragen schriftlich festhalten: Das fördert eine präzisere Formulierung und erleichtert die spätere Lernerfolgskontrolle erheblich.

Schritt ③: Gezieltes Durcharbeiten

Erst jetzt lesen Sie den gesamten Text – aber gezielt in Hinsicht auf Ihre eigenen Fragen zum Thema. Stellen Sie sich gleich zu Beginn eine Person vor, der Sie später die Zusammenhänge erklären möchten und scheuen Sie nicht davor zurück, bei komplizierten Stellen laut zu denken – beides unterstützt sehr effektiv den Lernprozeß! Sollten Sie dabei auf Begriffe oder Zusammenhänge stoßen, die Ihnen noch unbekannt oder unverständlich sind: Gehen Sie nicht darüber hinweg! Ruhen Sie nicht eher, bis Sie den unklaren Begriff durch zusätzliche Quellen, Nachschlagewerke, Lehrbücher oder Konsultation anderer Personen abgeklärt und auch schriftlich notiert haben.

Schritt ④: Eingangsfragen aus dem Gedächtnis beantworten

Jetzt nehmen Sie sich die anfangs generierte Fragenliste vor und beantworten diese laut aus dem Gedächtnis, ohne dabei den Text zu Hilfe zu nehmen. Es ist in der Regel effektiver, wenn Sie diese Fragen der imaginären Person (vgl. Schritt 3) laut und möglichst strukturiert erklären. Noch effektiver ist natürlich ein richtiger Lernpartner, weil dieser dann auch zum Aufbau und zur Verständlichkeit Ihrer Erklärung Feedback geben und Verbesserungsvorschläge machen kann.

Schritt ⑤: Rückblick und Selbstkontrolle

Nun können Sie mit Hilfe des Textes kontrollieren, ob der Umfang und die Formulierung Ihrer initialen Fragen und Ihre Antworten darauf angemessen waren. Eventuell nehmen Sie jetzt entsprechende Ergänzungen oder Änderungen vor, die natürlich bei späteren Wiederholungen berücksichtigt werden müssen. Falls Sie im Schritt 1 eine Skizze zum Thema erstellt haben (vgl. S. 44 und 56-63), lassen Sie Ihre Erkenntnisse dort einfließen und setzen diese auch graphisch um. Eventuell zeichnen Sie auch eine neue Skizze.

Schritt ⑥: Wiederholung mit Neuorganisation

Viele Anleitungen zum Thema Textlernen stellen nur die zuvor genannten fünf Schritte vor. Wiederholungen des Gelernten sind jedoch unverzichtbar für eine länger andauernde Retention, das „Behalten". Angaben zu den besten Wiederholungsintervallen finden Sie auf Seite 35.

Widerstehen Sie dem Impuls, ein gelerntes Kapitel sofort zu wiederholen und danach z.B. Multiple-Choice Fragen zum Thema aus Ihrem Kurzzeitgedächtnis heraus zu beantworten. Diese Lernstrategie ist nicht nur ineffektiv, sie wiegt Sie auch in falscher Sicherheit und befriedigt lediglich das Bedürfnis nach einem möglichst schnell eintretenden Erfolgserlebnis.

Versuchen Sie daher, das Gelernte nicht nur stupide „wiederzukauen" oder gar passiv nur noch einmal zu lesen, anstelle es selbst aktiv zu reproduzieren. Es gibt wunderbare, abwechslungsreiche Möglichkeiten, das Lernmaterial bei Wiederholungen tiefer zu durchdringen:

Letztendlich geht es doch darum, gelernte Informationen auch „parat" zu haben, wenn man sie im beruflichen Alltag oder in Prüfungssituationen benötigt. Die schnelle Abrufbarkeit kann erheblich gesteigert werden, wenn diese Informationen in einen unterschiedlichen Kontext eingeordnet, aus mehreren Perspektiven wiederholt oder neu organisiert worden sind. Die Möglichkeiten dafür sind umfangreich - hier finden Sie einige Vorschläge:

Möglichkeiten zur vertiefenden Neuorganisation

- Finden Sie neue, passendere Überschriften zu den Kapiteln.
- Versuchen Sie, die Argumente in eine neue, schlüssigere Reihenfolge zu bringen.
- Finden Sie Gegenargumente zur gelernten Theorie.
- Was würde passieren, wenn Sie das gelernte Prinzip umkehren?
- Überlegen Sie, welchen Gefahren oder Mißbrauchsmöglichkeiten sich aus dem Gelernten ergeben.
- Welche Gemeinsamkeiten zu anderen Situationen gibt es?
- Schreiben Sie einen Kurzessay zum Thema.
- Finden Sie umständliche Schwachstellen im Text – und schreiben Sie es prägnanter und leichter verständlich.
- Erstellen Sie eine Stichwortliste mit der Quintessenz für einen Vortrag, den Sie dann frei vor Ihren Lernpartnern halten.
- Überlegen Sie, wie Sie damit Geld verdienen könnten.
- Erdenken Sie z.B. ein Drehbuch für eine Verfilmung und stellen Sie sich die Schlüsselszenen dabei lebendig und bildhaft vor.
- Was fallen Ihnen sonst noch für Möglichkeiten ein?

Nach solchen, vertiefenden Wiederholungen macht es Spaß und fördert es auch das Selbstbewußtsein, die gelernten Informationen innerhalb einer Lerngruppe gegenseitig auszutauschen und zu festigen.

Schritt ⑦: Kontrolle mit Lernpartnern

Lernpartner, die sich zeitgleich mit Ihnen auf dieselbe Prüfung vorbereiten, haben mehrere entscheidende Vorteile: Diese Lernpartner können uns rechtzeitig durch ihr Feedback auf Fehler oder essentielle Lücken in unserem Wissen hinweisen, bevor wir das Wissen durch zahlreiche Wiederholungen im Gedächtnis verankert haben:

„Umlernen" ist schwerer als **„Neulernen"**

Daher sollten die Treffen mit der eigenen Lerngruppe häufig und regelmäßig stattfinden, nicht erst am Ende einer längeren Lernperiode (vgl. S. 39). Die Lernpartner können sich gegenseitig die gelernten Zusammenhänge mit entsprechenden Medien (Tafel, Skizzen etc.) präsentieren. Dadurch entwickelt sich oft in kleinen Lerngruppen (2 bis 3 Lernpartner) eine gegenseitige Motivationssteigerung, wenn die Partner einer Gruppe über ein ähnliches Anspruchsniveau und ähnlichen sportlichen Ehrgeiz verfügen.

Gerade für mündliche Prüfungen können die Prüferrolle und die Rolle des Examenskandidaten wechselseitig gespielt werden – die spätere Prüfungssituation verliert dann oft ihren Schreckens-Charakter, allein schon durch den Gewöhnungseffekt. Außerdem üben Sie dadurch Ihre sozio-kommunikativen Fähigkeiten: Es wird Ihnen später leichter fallen, Ihr Wissen am Arbeitsplatz oder in einer Prüfung auch geordnet abzurufen und zu artikulieren, da die spätere Abrufbarkeit der gegenseitig abgefragten Inhalte oft deutlich höher ist als die des alleine „gepaukten" Lernstoffs. Fragen Sie sich daher regelmäßig zu zweit oder zu dritt systematisch vorher verabredete Inhalte ab. Sie können auch im Vorfeld versuchen, sich (angemessene) Fragen zum Thema auszudenken, von denen Sie glauben, dass sie für Ihre Lernpartner kniffelig sind – nur müssen Sie dann aber auch die Antwort parat haben...

Ein weiterer Vorteil von Lerngruppen liegt in der Möglichkeit, mehrere Sinneskanäle am Lernprozess zu beteiligen: In der Gruppe kann man Zusammenhänge auch vorspielen und dabei anfassen, sprechen, singen, reimen und Humor einsetzen. Alle diese Aktivitäten führen zu höheren und anhaltenderen Erinnerungsquoten. Da es einem selten egal ist, was gute Lernpartner von einem denken, fällt es natürlich auch schwerer, faul zu sein und zu einem Lerntreffen schlecht vorbereitet zu erscheinen – ein weiterer nützlicher Effekt. Insgesamt macht den meisten Menschen das Lernen im Team einfach mehr Spaß!

Hierarchien und Kategorien bilden

Viele Sachverhalte können wir uns leichter merken, indem wir eine eigene hierarchische Gliederung von wesentlichen Kernpunkten des Lernthemas bilden.

Eine selbst erdachte Kategorisierung von Begriffen führt zu deutlich höheren Erinnerungsquoten: Die Namen der Kategorien dienen dann dem Gehirn als „Abrufreiz“ für die in dieser Kategorie zusammengefassten Begriffe. Wichtig ist nur, dass die Kategorien und die Zuordnung der Begriffe nicht passiv von anderen übernommen, sondern selbst generiert werden - nur dann ist eine verbesserte Reproduktionsleistung zu erwarten. Wenn Sie einen passenden Kategorie-Namen gefunden haben, können Sie neuen Lernstoff dadurch besser in Ihr Wissensgerüst einordnen und schneller überprüfen, welcher Begriff dazu passt oder nicht.

Wissenschaftler und exzellente Lerner unterscheiden sich von mittelmäßigen Lernern durch die höhere Qualität ihrer Wissenstrukturen: Sie verwenden häufig derartige hierarchischen Gliederungen, die auch eher zum Verständnis der Gesamtzusammenhänge führen. Die Kenntnis dieser Zusammenhänge wirkt wie eine Klammer, die die Konstruktion des eigenen Wissensgebäudes zusammenhält und dient als effektive Lern- und Abrufhilfe.

Ein Test mit Ihren eigenen Lernthemen:

Probieren Sie es doch einmal aus, indem Sie aus Ihrem aktuellen Lernstoff 2 Themen heraussuchen: Vom ersten Thema schreiben Sie ungeordnet 20 Begriffe auf die obere Seitenhälfte auf Seite 51. Dann versuchen Sie, sich diese Begriffe durch Wiederholungen möglichst vollständig einzuprägen. Notieren Sie sich bitte die Anzahl von Wiederholungen, die Sie benötigt haben, bis es Ihnen fehlerfrei gelungen ist.

Danach schreiben Sie darunter erneut 20 Begriffe zum 2. Thema auf. Dieses Mal unterteilen Sie diese Begriffe jedoch erst in sinnvolle Kategorien und in eine hierarchische Gliederung. Diese Einteilung soll sich in Ihrer Auflistung auch optisch niederschlagen. Wir haben Ihnen ein Muster aus der Medizin daneben auf Seite 50 abgedruckt. Prägen Sie sich jetzt bitte Ihre zweite Liste ebenfalls durch Wiederholungen (in identischen Intervallen) ein. Wenn Sie am Ende vergleichen, welche Methode weniger Wiederholungen bis zur fehlerfreien Reproduktion benötigt hat, werden Sie wahrscheinlich keine Zweifel mehr am positiven Effekt einer Kategorisierung haben.

Hier finden Sie ein Muster für Ihre Gegenüberstellung: Stellen Sie sich vor, Sie wären ein Arzt vor seiner Facharztprüfung. Sie wollten sich einprägen, an welche primären Krebserkrankungen Sie denken müßten, wenn Sie bei einem Patienten Knochenmetastasen festgestellt hätten. Ihr Problem sei das Problem der Verwechslung: Sie werfen immer wieder durcheinander, welche Primärtumoren nun in Frage kommen.

Primärtumoren bei Knochenmetastasen

ungeordnete Liste

Nieren-Carcinom Harnblasen-Carcinom Lymphom
Carcinoid Bronchial-Ca
Colon-Carcinom Prostata-Ca
Medullobastom Schilddrüsen-Ca

Liste mit hierarchischer Gliederung

Körperregion	**osteoblastisch**	**osteolytisch**
Kopf:	Medulloblastom	
Hals:		Schilddrüsen-Ca
Thorax (beides):	Bronchial-Ca Mamma-Ca	Bronchial-Ca Mamma-Ca
Abdomen (beides):	Colon-Ca	Colon-Ca
Abdomen (getrennt):	Carcinoid Lymphom Prostata-Ca Harnblasen-Ca	Nieren-Ca

Die untere Liste unterscheidet sich von der oberen zum einen dadurch, dass der Lernende die Begriffe in eine logische Abfolge der Körperregionen von oben nach unten geordnet hat. Zum anderen wurden Kategorien gebildet, die sich nach dem Erscheinungsbild der jeweiligen Metastasen im Röntgenbild richten: Manche Tumoren verursachen eine „Lyse“ (= „Wegfressen“) des befallenen Knochens, sind also „osteolytisch“, andere Tumoren bilden eher eine Verdichtung des befallenen Knochens und werden daher „osteoblastisch“ genannt. Drei Tumorarten verursachen beide Arten von Knochenmetastasen. Derart geordnet, ist es leichter, sich viele unterschiedliche Begriffe zu merken.

Selbsttest

1. Liste von 20 Begriffen aus einem Ihrer Lernthemen
(bitte ungeordnet auflisten)

2. Liste mit Kategorisierung / hierarchischer Gliederung von 20 Begriffen zu einem anderen Lernthema

Vernetzung und Analogien

Wir können neue Informationen um so leichter lernen und um so länger behalten, je mehr wir bereits über das betreffende Thema wissen. Die Vernetzung neuer Informationen in das bereits vorhandene Wissensgerüst bringt viele „Aha"-Erlebnisse und steigert dadurch die Sicherheit, mit der wir uns durch das Lernthema bewegen können.
Daher lohnt es sich sehr, bei neuem Lernstoff zu überlegen, ob wir bereits über Erfahrungen verfügen, die sich mit den neuen Aspekten überlappen oder Situationen kennen, die den dortigen Verhältnissen ähneln. So kann von einem BWL-Studenten der Warenkreislauf eines Produktes mit dem Wasserkreislauf auf der Erde verglichen werden. Analog könnte ein Medizinstudent den menschlichen Wasserhaushalt mit dem Wasserkreislauf der Erde vergleichen:

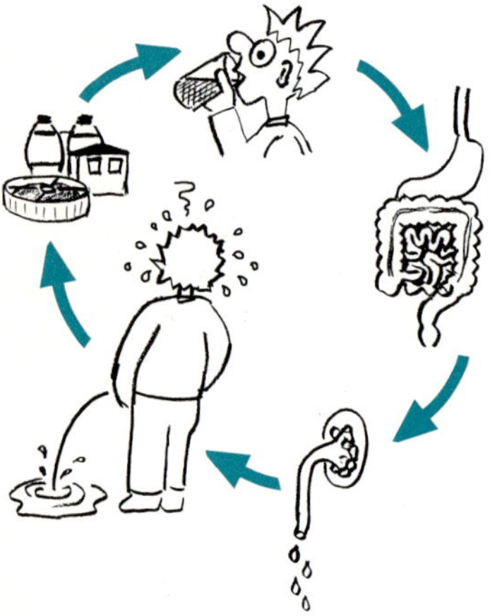

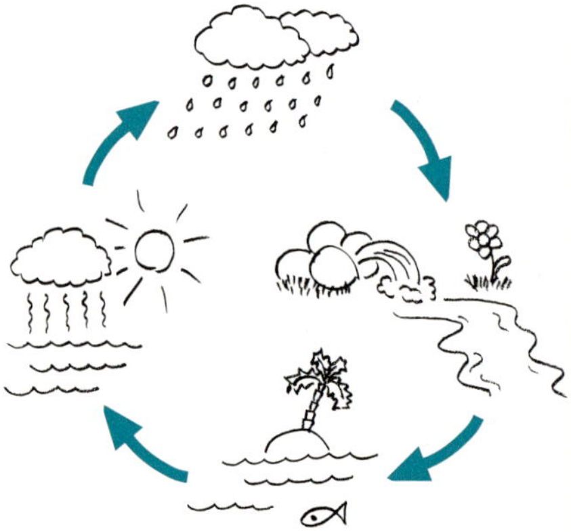

Beiden Studenten erleichtert die Abbildung des neuen Konzeptes (Warenkreislauf bzw. Blutkreislauf) auf ein bereits bekanntes Konzept (Wasserkreislauf) das Lernen des neuen Wissens erheblich: Es kann nahezu mühelos behalten werden. Meistens können so auch die Folgen eventueller Eingriffe in das System besser abgeschätzt bzw. vorausgesagt werden. Die Kenntnis des bereits bekannten Prinzips begünstigt daher auch das kreative Aufstellen von Hypothesen über den neuen Sachverhalt. Die bewußte Suche von Analogien hilft demnach, neues Wissen mit bereits vorhandenen Kenntnissen zu verknüpfen.

Visualisieren

Schon den alten Griechen wird nachgesagt, dass sie bereits vor Christi Geburt geglaubt hätten, unsere Gedanken würden in Form von Bildern im Gedächtnis gespeichert. Wir kennen alle die Redewendung, dass wir uns etwas „bildlich vorstellen“. Die Theorie, dass unsere rechte Gehirnhälfte (Hemisphäre) vorwiegend die bildhaften Vorstellungen verarbeitet und die linke Hemisphäre eher für das bewußte analytische Denken und die Verbalisierung zuständig sei (s. Anhang), ist neuerdings zwar wieder umstritten – es gibt jedoch zahlreiche Hinweise darauf, dass das Lernen mit Hilfe bildhafter Vorstellungen sehr viel effizienter und effektiver abläuft als ohne visuelle Informationsverarbeitung.

Unsere Kinder machen uns täglich vor, wie effektiv ein Gedächtnis Bilder einsetzen kann, um sich lange Textpassagen zu merken: Meine beiden Töchter verblüfften mich in ihrem Vorschulalter, indem sie beim Betrachten bestimmter Bilder aus ihren Kinderbüchern mit Leichtigkeit die dazu gehörigen Textpassagen reproduzieren konnten. Die meisten Vorschulkinder schlagen mühelos Erwachsene, wenn es darum geht, beim „Memory-Spiel“ umgedrehte Bilder paarweise wieder zuzuordnen. Es scheint daran zu liegen, dass viele Menschen im Verlauf ihrer Schulbildung das bildbetonte Gedächtnis vernachlässigen und sich eine unproduktivere Lernform angewöhnen (lassen).

Daher ist es für viele Erwachsene gar nicht so einfach, sich ein Bild zum gelesenen Text vorzustellen – sie sind es nicht mehr gewöhnt. Damit Sie sich selbst überzeugen können, wie viel effektiver Lernmethoden sind, die den visuellen Informationskanal mit einschließen, möchte ich Ihnen ein kleines Experiment anbieten, das von zahlreichen Lern- und Gedächtnistrainern in ihren Fortbildungen benutzt wird. Es benötigt nur 5 Minuten Zeit und geht meines Wissens auf Vera Birkenbihls Buch „Stroh im Kopf“ zurück. Sie benötigen dafür lediglich zwei andere Personen, die getrennt nacheinander den Raum betreten. Wichtig ist, dass die Person, die draußen wartet, nicht hören kann, was Sie im Zimmer besprechen. Der Testablauf steht auf der nächsten Seite.

Zunächst rufen Sie eine der beiden Personen herein und lesen ihr den folgenden Text zügig (aber nicht zu schnell) vor. Lassen Sie die Testperson nicht in das Buch schauen! Danach bitten Sie die Testperson, die Sätze schriftlich zu notieren. Wiederholen Sie den Vorgang solange, bis der Versuchsperson die Reproduktion vollständig gelingt:

„Ein Zweibein sitzt auf einem Dreibein und ißt ein Einbein. Da kommt ein Vierbein und nimmt dem Zweibein das Einbein weg. Da nimmt das Zweibein das Dreibein und schlägt das Vierbein."

Jetzt setzt sich die Testperson daneben und schaut zu. Sie holen die zweite Testperson herein und lesen den Text in derselben Geschwindigkeit vor wie beim ersten Mal. Der Unterschied liegt darin, dass Sie der Testperson entweder die drei unten stehenden Bilder zeigen, oder (noch besser und witziger) ihr die Situation selbst vorspielen, während Sie die drei oben stehenden Sätze sagen. Der Effekt ist in der Regel verblüffend: Fast immer kann die zweite Testperson auf Anhieb exakt die richtige Reihenfolge wiedergeben oder aufschreiben, ohne dass eine Wiederholung nötig wäre. Sie können den Unterschied für die zweite Testperson verdeutlichen, indem Sie ihr die Aufzeichnungen (i.d.R. mehrere Versuche) der ersten Testperson zeigen.

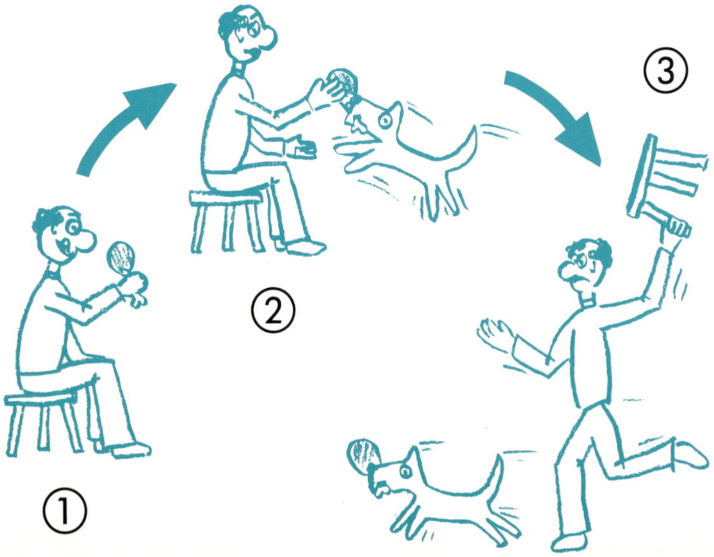

Der Einsatz dieser bildhaften Vorstellungen läßt sich auch optimieren: Für abstrakte Begriffe sind möglichst konkrete Bilder vorteilhaft: Statt sich „Energie“ zu merken, stellt man sich besser eine Batterie vor, deren exaktes Aussehen man gut kennt (Duracell, Varta, etc.). Gerade nach den Anschlägen in New York böte es sich z.B. an, den abstrakten Begriff „Freiheit“ in der bildlichen Vorstellung durch das konkrete Bild der Freiheitsstatue in New York zu ersetzen. Ein aktueller Bezug hilft also dem Erinnerungsvermögen.

Möchten Sie sich mehrere Dinge zusammen einprägen, ist es weniger günstig, sich dafür Einzelbilder vorzustellen. Besser ist die Imagination eines Bildes, das die einzelnen Begriffe miteinander verknüpft. Man kann nahezu alle Wörter bildlich miteinander verbinden: Die Worte „Wasserschüssel“ und „Motorrad“ können z.B. das Bild einer überschwappenden Wasserschüssel auf dem Gepäckträger eines fahrenden Motorades ergeben – Ihrer Phantasie sind keine Grenzen gesetzt.
Je lebhafter die Imagination ist, desto besser kann man sie sich einprägen. Geübte „Visualisierer“ geben z.B. an, dass ihre Bilder immer ungewöhnlicher, ja bizarrer werden und oft mit Sexualität in Verbindung stehen. Das Bild eines Eichhörnchens, das sich bei der wilden Jagd auf den Geschlechtspartner mit dem Schwanz um einen Ast wickelt und schmerzhaft hängen bleibt, ist nun einmal lebhafter und einprägsamer als ein harmloses Standbild eines solchen Tieres neben einem Ast, oder? Fassen wir einige Tipps für die Optimierung bildhafter Vorstellungen zusammen:

Optimierung bidhafter Vorstellungen:

- konkrete Bilder vorstellen
- aktuellen Bezug zum Alltag herstellen
- einzelne Begriffe verbinden / interagieren lassen
- lebhafte und witzige Szenarien kreieren
- ungewöhnliche / bizarre Situationen ausdenken
- emotionalen Bezug einsetzen

Diese hohe Wirksamkeit einer Visualisierung können Sie sich vielfältig zunutze machen: Sie können nicht nur Ihren Wochenplan, sondern z.B. auch andere Lernplakate oder große Flipchart-Bögen an Ihren Zimmer- oder Schrankwänden offen sichtbar befestigen. Wenn Sie z.B. einen bestimmten Zusammenhang oder Kreislauf klar visualisiert haben, nehmen Sie diesen quasi im Vorbeigehen unterbewußt war und lernen doppelt: Beim Erstellen dieses Posters und beim wiederholten Betrachten. Es gibt eine weitere, sehr wirkungsvolle Visualisierungstechnik, die auf Tony Buzan zurückgeht, der sie erstmals 1974 in „Use your head" vorstellte:

Mindmapping

Wenn Sie sich mit einem Lerntext beschäftigen, können Sie bereits im ersten Schritt der „7-Schritt-Methode" (vgl. S. 44 - 47) einen Entwurf des Gesamtzusammenhangs auf ein großes Blatt als Schema oder Netzstruktur skizzieren. Wenn Sie DIN A4-Blätter benutzen, nehmen Sie am besten gleich das Querformat - es ist erfahrungsgemäß günstiger für die spätere Vervollständigung. Diese Aktivität erleichtert Ihnen den Einstieg und verschafft Ihnen einen persönlichen Bezug zum Thema. Oft wird ein zuvor unbekanntes Thema allein schon dadurch verständlicher – Sie können es sich dann leichter erschließen.

Das Anfertigen einer Skizze ist bei weitem kein zeitfressender Umweg: Dieser Schritt macht es Ihnen einfacher, sich nicht in der Detailflut zu verlieren, sondern sich erst einmal einen Gesamtüberblick zu verschaffen. Zögern Sie nicht, im Verlauf der weiteren Auseinandersetzung mit dem Thema Ihre Gedächtnis-Skizze (= „Mindmap") zu ergänzen oder zu verändern, wenn Sie bei einem späteren Lernschritt auf relevante Zusatzinformationen stoßen.
Alle diese Aktivitäten fördern Ihren nachhaltigen Lernprozess. Ein guter Übungseffekt ist auch, diese Mindmaps mehrmals aus dem Gedächtnis neu zu zeichnen. Diese Mehrfachnutzung während der Prüfungsvorbereitung wird es Ihnen ermöglichen, sich später anhand der verwendeten Stichworte besser auch an die übrigen Informationen zu erinnern. Welche Regeln gibt es nun, um möglichst hilfreiche Mindmaps zu erstellen?

Die Erstellung einer Mindmap beginnen Sie am besten damit, dass Sie das zentrale Thema oder Problem einer Fragestellung identifizieren und als Stichwort oder Bild auf die Blattmitte eintragen. Danach extrahieren Sie nicht mehr als 7 **g**rundlegende **O**rdnungs**k**riterien = „**GOK**" aus Ihren zu lernenden Texten. Die Extraktion dieser GOK(kel) ist die wahrscheinlich anspruchsvollste Herausforderung der Mindmap-Technik. Es sollten nicht mehr als 7 GOK festgelegt werden, da das menschliche Gedächtnis gelernte Informationen in „7er-Clustern" abzuspeichern scheint (s. Anhang). Für die Festlegung der 7 GOK*kel* können Sie z.B. die ersten beiden Schritte der 7-Schritt-Methode zu Hilfe nehmen, die auf den Seiten 44 und 45 beschrieben sind.

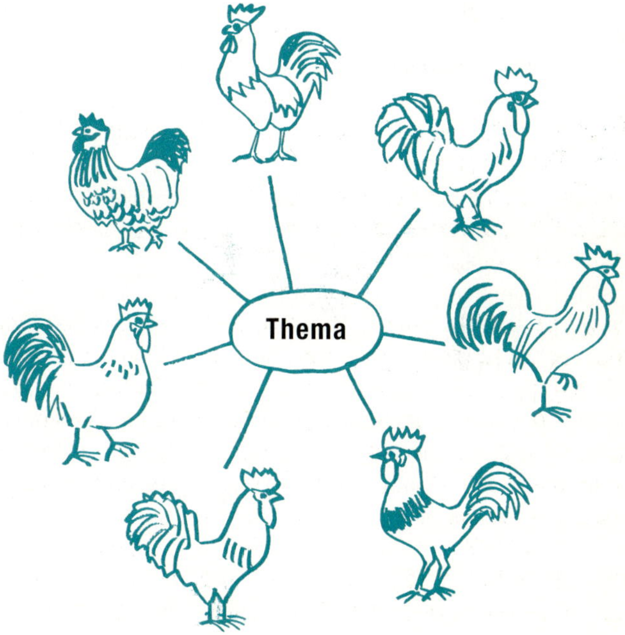

Je nach Textumfang kann es sein, dass Sie initial mehr als 7 GOK finden. Dann besteht die Gefahr, dass Ihre Mindmap zu kompliziert wird, um sie sich gut einprägen zu können. Überprüfen Sie daher ihre GOK und filtern Sie die relevantesten heraus oder versuchen Sie, zwei inhaltlich eng benachbarte Kriterien zu einem zusammenzufügen.

Jetzt bietet es sich an, die einzelnen GOK in eine Hierarchie oder Ordnung zu bringen. Das kann numerisch geschehen (vor die einzelnen GOK werden z.B. eingekreiste Nummern geschrieben) oder im Uhrzeigersinn, wenn die GOK Ihrer Mindmap das zentrale Thema zirkulär umgeben soll. Dies könnte z.B. der Entwurf einer Mindmap zum Thema Wasser sein:

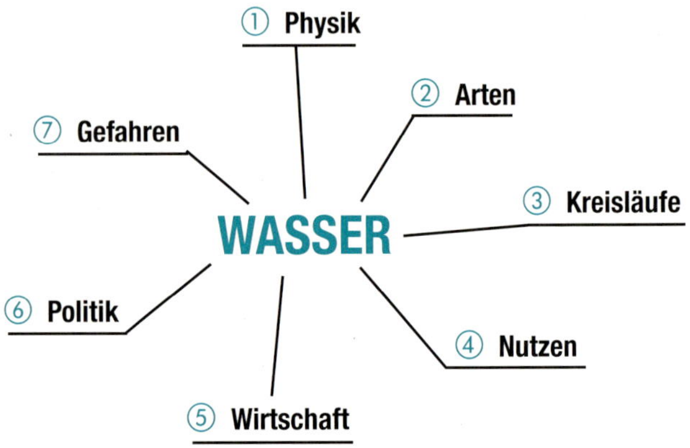

Zugehörigkeiten können Sie hervorheben, indem Sie in unterschiedlichen Farben schreiben und für zusammengehörige Begriffe jeweils eine Farbe verwenden. Oder Sie markieren auch nachträglich mit Textmarkern oder Buntstiften, wenn sich später eine Zusammengehörigkeit ergibt. Verwenden sie nur ein Stichwort pro Linie, weil die Mindmap sonst zu unübersichtlich wird. Sie können die einzelnen Stichpunkte auch nebeneinander schreiben, so dass sich die Form einer Heugabel ergibt:

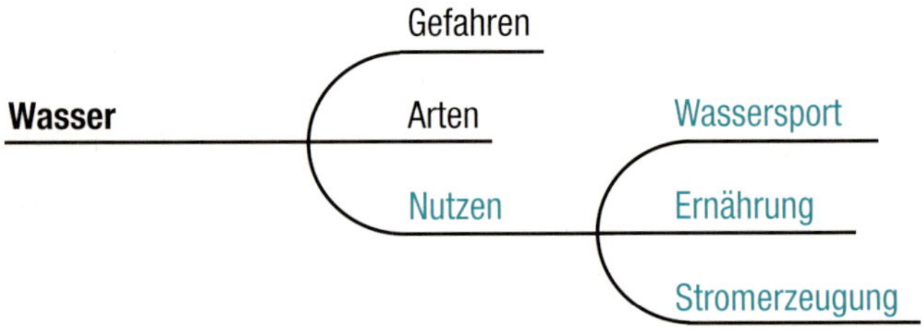

Im nächsten Schritt verfeinern Sie Ihre Mindmap, indem zu jedem GOK mehrere Unterkriterien zugeordnet werden. Dabei entsteht eine netzartige Struktur, die der Annahme Rechnung trägt, dass gespeicherte Informationen im menschlichen Langzeitgedächtnis in Form von Netzwerken repräsentiert sein sollen.

Die Verknüpfung der einzelnen Stichpunkte wird durch Striche oder Pfeile symbolisiert. Die Stärke oder Relevanz einer Verbindung kann durch die unterschiedliche Dicken der Verbindungsstriche dargestellt werden. Achten Sie darauf, dass Sie alle Stichworte in derselben Schreibrichtung schreiben, damit Sie später die Mindmap nicht ständig hin- und herdrehen müssen. Hier sehen Sie ein Beispiel für die sogenannte Clustermethode, bei der die einzelnen Stichpunkte clusterförmig (wie ein Haufen) um das GOK herum angeordnet sind:

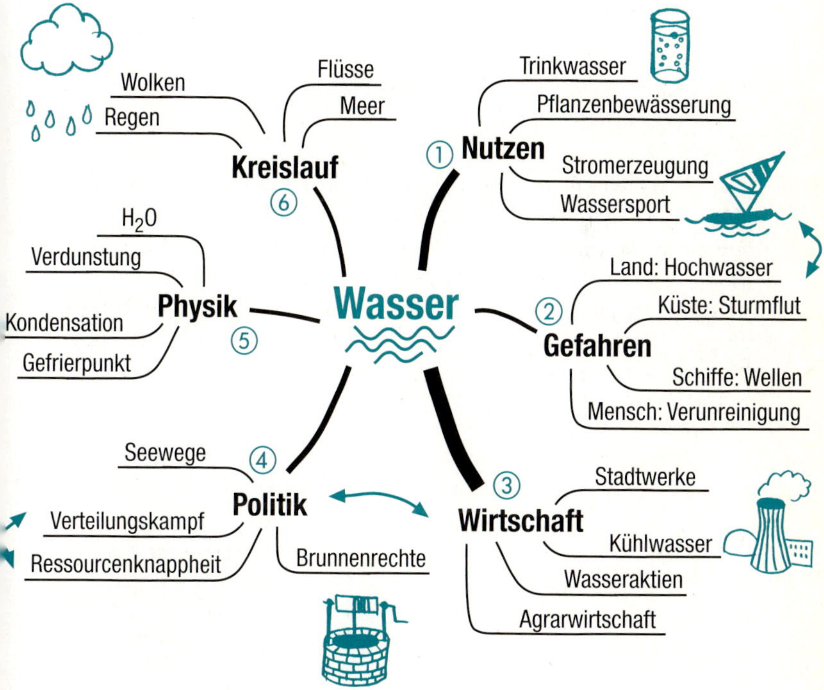

Fassen wir die Tipps zusammen, wie Sie Ihre Mindmaps möglichst einprägsam gestalten können:

Deutlichkeit / Übersichtlichkeit:

- Wörter in Druckbuchstaben schreiben
- nur 1 Schlüsselbegriff pro Linie
- den Schlüsselbegriff auf die Linie schreiben
- Länge der Linie der Wortlänge anpassen
- Wörter waagerecht (gut lesbar schreiben)

Darstellung von Verbindungen:

- Einfache Linien für Gruppenzugehörigkeiten
- Dünne Pfeile → für Ursachen von Folgen
- Dicke Pfeile ➜ für sehr wichtige Folgebeziehungen
- Doppelpfeile ↔ für wechselseitige Beeinflussungen
- Gleiche Farben für zusammengehörige Wörter

Betonungen / Hervorhebungen:

- Das Wichtigste in zentraler Position
- Mit Schriftgröße oder Schriftdicke
- Mit unterschiedlichen Liniendicken
- Mit einem Bild, skizzierten Symbolen oder einer Zeichnung

Mit einiger Übung werden Sie Ihren persönlichen, individuellen Stil entwickeln: Scheuen Sie nicht davor zurück, Symbole oder Bilder zu verwenden – man kann sich daran einfach besser erinnern. Die Technik des Mindmapping eignet sich auch hervorragend dazu, zeitsparende Mitschriften in Vorlesungen zu erstellen, die dennoch die wesentlichen Kernpunkte enthalten, ohne dass man Geschwindigkeitsrekorde beim hastigen Hinkritzeln von langer Prosa aufstellen muß.

Die Technik des Mindmappings bietet noch weitere Vorteile gegenüber linear geschriebenen Texten: Bei linearen Aufzeichnungen müssen wir uns am zeitlichen Ablauf der Mitschrift oder der Lerntexte orientieren und nicht primär an deren Bedeutung. Haben Sie schon einmal versucht, ein bestimmtes Detail in einer Vorlesungsmitschrift oder einem Buch wiederzufinden? Wenn Sie sich nicht genau an den sequentiellen Ablauf der Inhalte erinnern können, wird es schwierig werden – und zeitaufwendig. Wenn wir uns jedoch unsere Notizen in Form einer Mindmap machen, wird der sequentielle oder der Zeitfaktor irrelevant: Die Bedeutung ist das schnellere Suchkriterium.
Außerdem können wir jederzeit Ergänzungen machen, von einem GOK zum nächsten springen, vergleichen und Verbindungen herstellen, anstelle uns nur chronologisch durch einen längeren Text durcharbeiten zu müssen. Wenn Sie die Technik des Mindmappings die ersten Male ausprobieren, versuchen Sie bitte, die typische Anfängerfehler zu vermeiden, die hier exemplarisch einmal vorgestellt werden sollen:

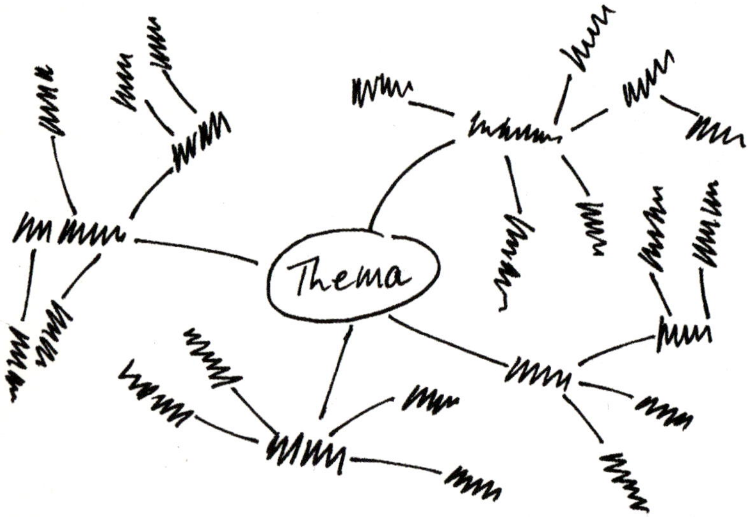

- Wörter stehen zu nahe aneinander (Gruppenzugehörigkeit unklar)
- Wörter sind unleserlich geschrieben
- Wörter stehen zwischen den Linien (statt auf den Linien)
- Zu viele Wörter pro GOK / pro Mindmap (Verwirrungspotential steigt an)
- Wörter stehen nicht waagerecht (nur durch Drehen des Blattes lesbar)

Memotechniken

Die erstaunlichen Leistungen von Gedächtniskünstlern, die sich offenbar mühelos lange Zahlenkolonnen, Gegenstände oder Wörter merken können, beruhen in der Regel auf Merktechniken („Memotechniken"), die eine bildhafte Vorstellung der zu reproduzierenden Zahlen oder Dinge mit visuellen Ankern verknüpft und aus diesen Verknüpfungen eine Geschichte generieren. Diese Geschichten lassen die Gedächtniskünstler vor ihren inneren Augen ablaufen und erinnern sich dadurch auch an die korrekte Reihenfolge.

Das hört sich vielleicht zunächst kompliziert an – ist es aber nicht. Es dauert auch nicht länger als normales Lernen. Im Gegenteil, diese Techniken sind bemerkenswert effektiv! Man glaubt es allerdings erst, nachdem man es einmal ausprobiert hat. Deswegen lade ich Sie zu einem zweiten Experiment ein, für das Sie wieder nur wenige Minuten Zeit, eine Uhr mit Sekundenzeiger und zwei Testpersonen benötigen:

Die erste Testperson bekommt ein Blatt Papier und einen Kugelschreiber und setzt sich an einen Tisch, während die zweite Testperson außer Hörweite wartet. Die Aufgabe lautet, dass die Testperson anschließend die Begriffe, die Sie vorlesen werden, in der richtigen Reihenfolge aus dem Gedächtnis notieren soll. Jetzt lesen Sie ihr bitte die folgenden 20 Zahlen mit dem jeweiligen Begriff vor (nach jedem Wort 4 Sekunden Pause, also alle 5 Sekunden einen Begriff), ohne dass die Testperson mitschreiben darf:

1	Baum	6	Würfel	11	Fußball	16	Teenager
2	Lichtschalter	7	Zwerg	12	Geist	17	Glücksspiel
3	Schemel	8	Achterbahn	13	Leiter	18	Berufsverkehr
4	Auto	9	Luftballon	14	Herz	19	Abendessen
5	Hand	10	Bibel	15	Ritter	20	Tagesschau

Anschließend lassen Sie die erste Testperson die Zahlen 1 bis 20 auf ihr Blatt Papier schreiben – daneben soll sie jeweils diejenigen Begriffe schreiben, die ihr noch einfallen. Meistens können sich die Testpersonen am besten an diejenigen Begriffe erinnern, die zu Beginn und am Ende gesagt worden sind und haben deutliche Lücken in der Mitte (der sogenannte „Primacy- und Recency"-Effekt).

6

Jetzt bitten Sie die zweite Testperson hinzu und sagen ihr in derselben Zeit dieselbe Liste, nur nennen Sie dieses Mal zusätzlich die jeweils daneben stehende Assoziation und unterstreichen diese durch Gestiken. Dies führt dazu, dass die Testperson ihr bildliches Vorstellungsvermögen mit einsetzt:

Zahl	Begriff	Assoziation
①	Baum	(wie ein Nadelbaum mit abgebrochener Spitze)
②	Lichtschalter	(2 Stellungen: An / Aus)
③	Schemel	(drei Stuhlbeine)
④	Auto	(vier Räder in die Luft malen)
⑤	Hand	(fünf Finger einer Hand hochhalten)
⑥	Würfel	(wie viele Seiten hat ein Würfel?)
⑦	Zwerg	(Schneewittchen und wieviel Zwerge?)
⑧	Achterbahn	(eine Acht in die Luft zeichnen)
⑨	Luftballon	(wieviel Luftballons hat Nena besungen?)
⑩	Bibel	(beschreibt 10 Gebote)
⑪	Fußball	(11 Männer rennen dem Ball hinterher)
⑫	Geist	(Mitternacht – die Geisterstunde)
⑬	Leiter	(unter einer Leiter hindurchzugehen, bringt Unglück)
⑭	Herz	(für Männer: der 14.2. ist der Valentinstag!)
⑮	Ritter	(trieben besonders im 15. Jhrdt. ihr Unwesen)
⑯	Teenager	(wie alt sind denn „so richtige" Teenager?)
⑰	Glücksspiel	(Black Jack = 17 + 4)
⑱	Berufsverkehr	(um 18:00 Uhr sind alle Straßen verstopft)
⑲	Abendessen	(die Familie sitzt um den Tisch...)
⑳	Tagesschau	(eine Institution um 20:00 Uhr)

Mit Ihrer visuellen Unterstützung sollte die zweite Testperson nahezu alle Begriffe in der richtigen Reihenfolge zu Papier bringen können. Der Unterschied zur ersten Person ist meistens frappierend.

Diese zwanzig Zahlen können Ihnen jetzt als „Anker" dienen, um daran neue Begriffe zu knüpfen, die Sie sich in einer bestimmten Reihenfolge merken möchten. Fortgeschrittene benutzen nicht nur 20, sondern 100 oder mehr solcher „Anker", die sie aus ihrer Wohnung generieren, die Sie am besten kennen.

Jede 10er Gruppe (21-29, 30-39, 40-49...), kann z.B. Möbelstücke repräsentieren, die sich im Uhrzeigersinn in einem Zimmer der Wohnung befunden haben. Ebenfalls im Uhrzeigersinn können Sie in Gedanken von Zimmer zu Zimmer gehen. Sie rufen sich ein bestimmtes Zimmer für die 30er Ziffern in Erinnerung, das Bad für die 40er, die Küche für die 50er etc. – daraus generieren Sie Ihre persönliche, individuelle Ankerkette. Für den Anfang reichen aber auch die ersten 20 Zahlen. Damit Sie sich die Ankerwörter besser einprägen können, hier noch einmal in Bildform:

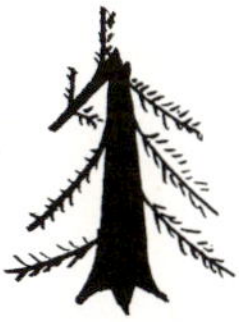
①

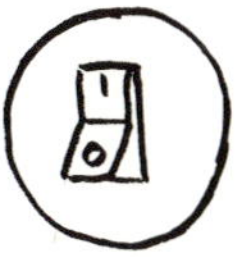
②

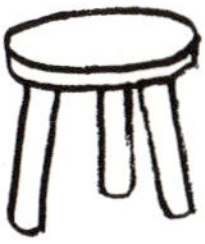
③

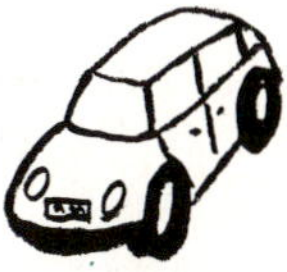
④

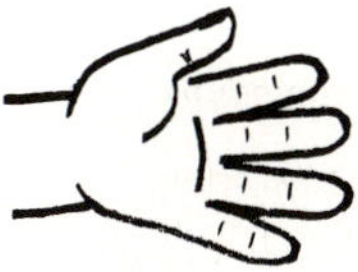
⑤

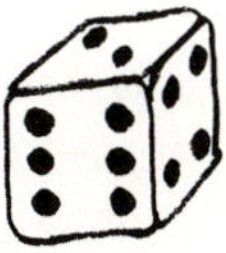
⑥

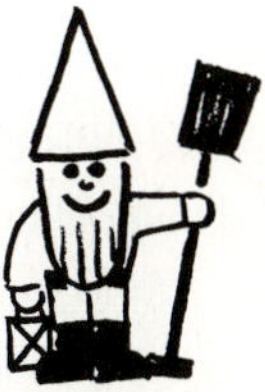
⑦

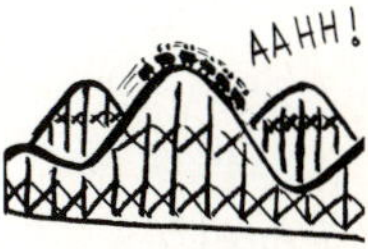

⑧

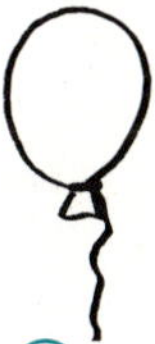
⑨

⑩

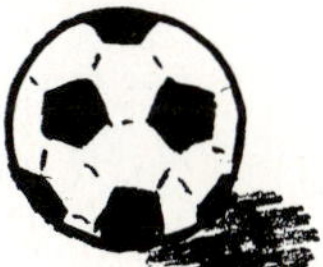
⑪

⑫

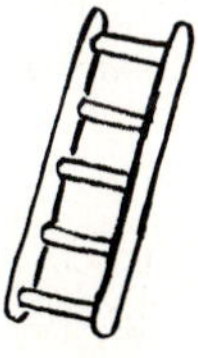
⑬

⑭

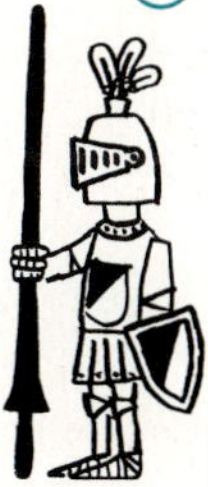
⑮

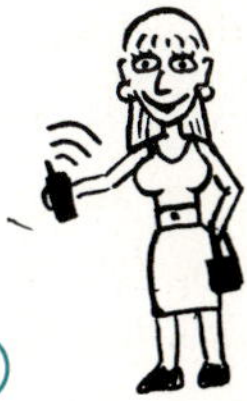
⑯

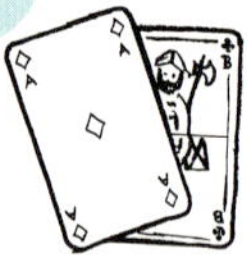

⑰

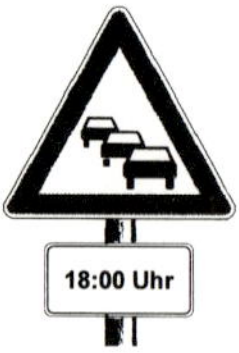

⑱

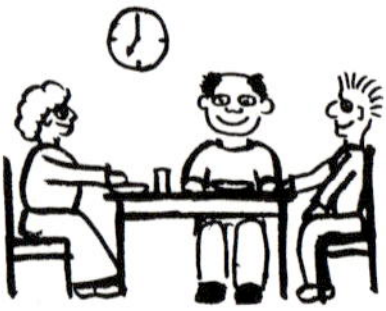

⑲

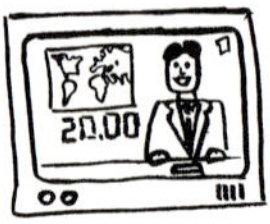

⑳

Welchen Zweck haben nun diese „Anker“-Wörter? Mit ihrer Hilfe bilden Sie von Ihren Lernbegriffen jeweils eine Geschichte, die ungewöhnlich, unlogisch, witzig oder bizarr aufgebaut sein sollte – das erhöht den Erinnerungswert der Geschichte.

Ein Beispiel:
Versuchen Sie bitte, sich die folgenden 12 Gegenstände in Ihrer Reihenfolge merken. Verwenden Sie dafür bitte keine Hilfsmittel, lernen Sie die Liste einfach nur auswendig.

1 Maus	**2 Dunkelheit**	**3 Schlittschuhe**
4 Regenschirm	**5 Umhang**	**6 Nuß**
7 Hase	**8 Pistole**	**9 Eule**
10 Autobahn	**11 Bus**	**12 Sarg**

Bitte überprüfen Sie frühestens nach vier Stunden (außerhalb des Kurzzeitgedächtnisses), ob Sie die Liste fehlerfrei in der richtigen Reihenfolge reproduzieren können. Falls nicht, wiederholen Sie bitte den Vorgang und notieren Sie auch den Zeitbedarf und die Anzahl an Wiederholungen, die bis zur absolut fehlerfreien Reproduktion notwendig waren.
Eine Sache ist dabei wichtig: Sie verderben sich den Spaß, wenn Sie vorzeitig den auf S. 67 abgedruckten Alternativvorschlag nachlesen – so entfiele das „Aha“-Erlebnis einer echten Vergleichsmöglichkeit. Also lesen Sie diesen Text erst dann, wenn Sie diese Reihenfolge wirklich beherrschen (natürlich, ohne Merkhilfen benutzt zu haben). Bitte lesen Sie inzwischen auf Seite 69 weiter und kehren Sie zur Folgeseite erst zurück, wenn Sie die obige Liste auswendig können.

Da sind Sie ja wieder! Und - wieviele Wiederholungen haben Sie wirklich gebraucht? Jetzt folgt das spannende Gegenexperiment: Sie suchen sich jemanden, dem Sie jetzt langsam die folgende Geschichte erzählen, die mit Hilfe der auf Seite 64 genannten Ankerbegriffe gebildet worden ist. Bitten Sie die Testperson eindringlich, sich dabei die geschilderten Situationen jeweils bildhaft und möglichst konkret vorzustellen:

*Ein **Maus** sitzt im Winter auf dem abgebrochenen Ast eines Baumes und putzt sich. Dann läuft sie in ihre kleine, sehr **dunkle** Astlochhöhle. Dort knipst sie den Lichtschalter an und findet ihre kleinen **Schlittschuhe** auf einem Schemel in der Ecke. Sie tritt heraus und öffnet ihren kleinen **Regenschirm**, da sie massiv von Autoscheinwerfern geblendet wird. Sie macht sich auf den Weg zum zugefrorenen See: Ihren **Umhang** trägt sie in der Hand und verliert daher fast ihre **Nuß**, als sie über einen kleinen Spielzeugwürfel stolpert.*
*Als sie am See ankommt, schenkt sie die Nuß einem Zwerg**hasen** – der wird daraufhin sehr wütend, schimpft die Maus aus und jagt sie mit seiner **Pistole** zur benachbarten Achterbahn. Mitten auf dem Rummelplatz schießt er die Maus an und verschwindet in der Menge.*

*Der hinzugerufene Notarzt ist eine herbeifliegende **Eule**, die sich durch viele Luftballons eines Luftballonverkäufers zum Ort des Geschehens kämpfen muß. Im Rettungswagen zieht die Eule auf der **Autobahn** eine Bibel aus dem Gefieder, nachdem die Maus den Zusammenstoß des Rettungswagens mit dem Mannschafts**bus** einer Fußballmannschaft leider nicht überlebt hat. Später schwebt aus dem Mäuse**sarg** ihr Geist langsam in den Mäusehimmel. Dabei wollte sie doch eigentlich nur Schlittschuhlaufen....*

Diese Geschichte lassen Sie die Testperson einmal laut wiederholen und helfen ihr bei Erinnerungslücken. Danach soll die Testperson diese Geschichte noch einmal selbstständig ohne Ihre Hilfe erzählen. Nach ca. vier Stunden wiederholen Sie gemeinsam noch einmal verbal den Ablauf der Geschichte. Versuchen Sie am nächsten Tag einmal, die Geschichte in der richtigen Reihenfolge aufzusagen. Sie werden verblüfft sein.

Diese Seite lesen Sie bitte erst nach Ihrem Experiment:

Wie ist diese kleine Geschichte entstanden? Die zu merkenden Begriffe haben wir mit den Ankern so verknüpft (↔), dass ihre Reihenfolge allein schon durch die Verknüpfung klar erinnerlich ist:

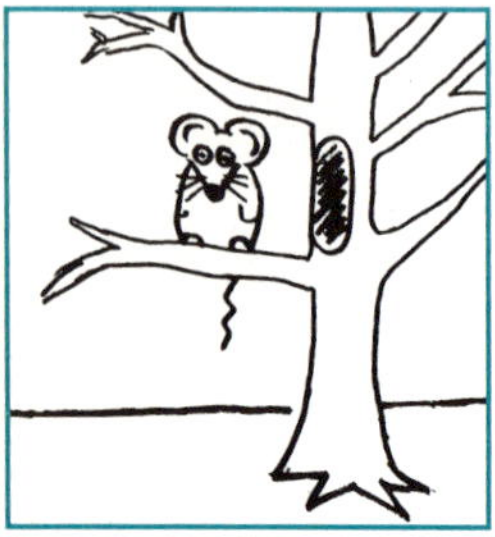

Maus ↔ Baum ①

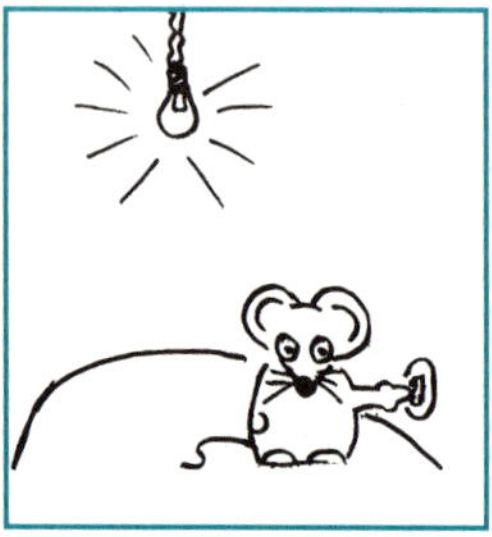

Dunkelheit ↔ Lichtschalter ②

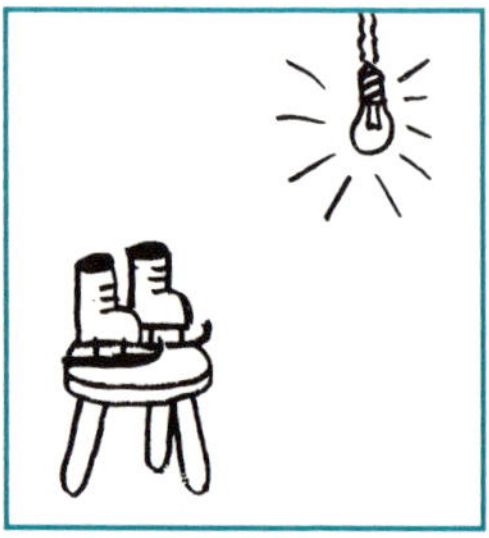

Schlittschuhe ↔ Schemel ③

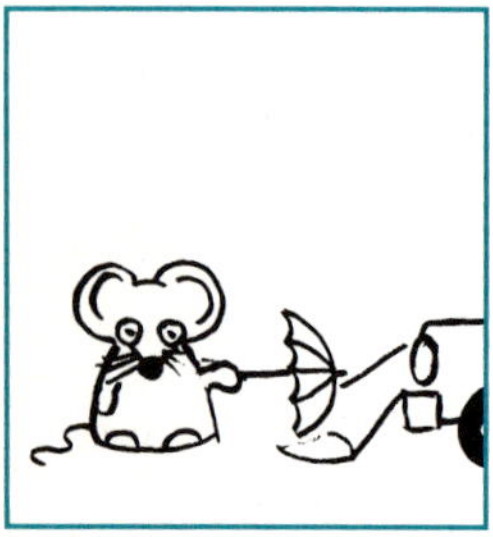

Regenschirm ↔ Auto ④

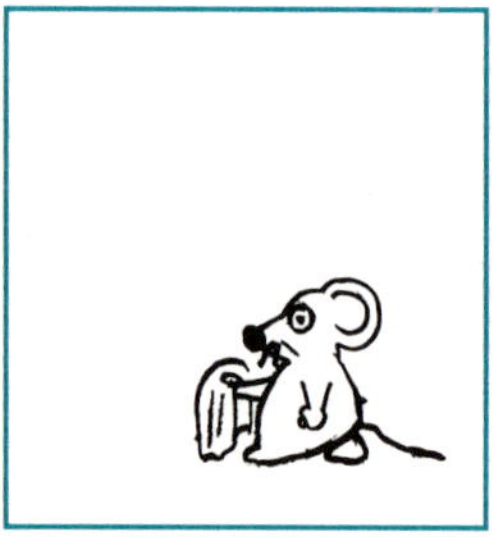

Umhang ↔ Hand ⑤

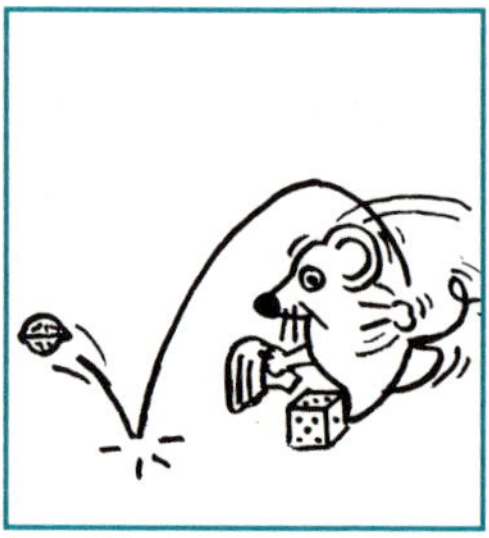

Nuß ↔ Würfel ⑥

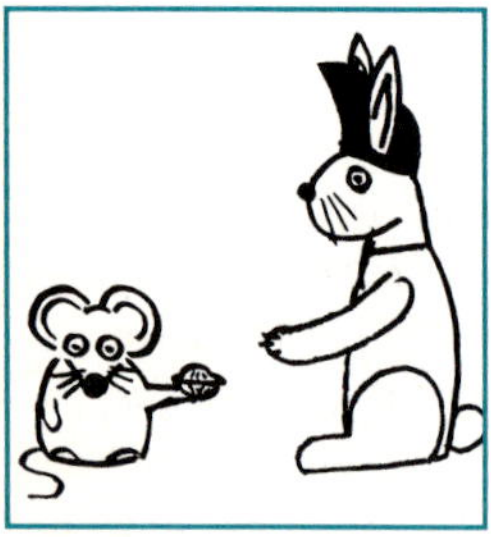

Hase ↔ Zwerg ⑦

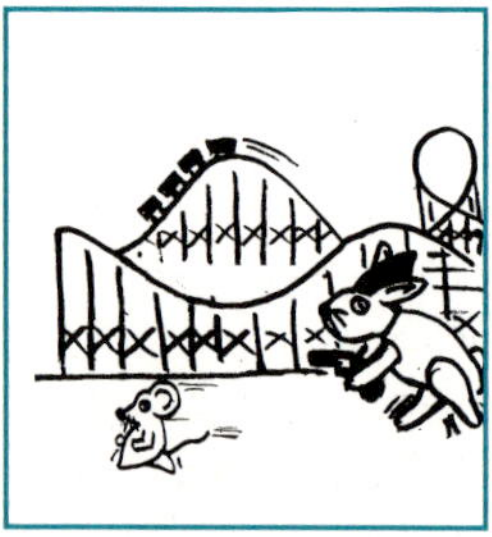

Pistole ↔ Achterbahn ⑧

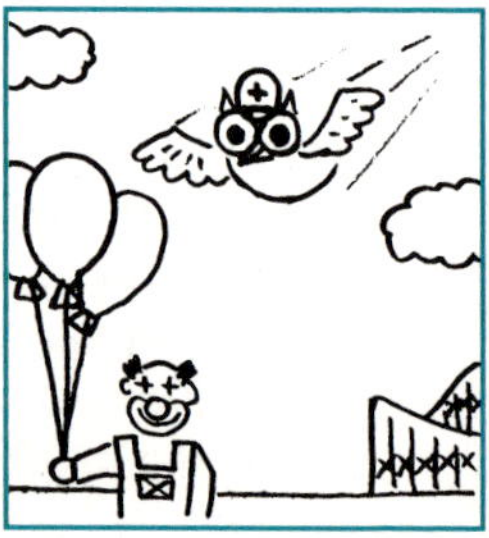

Eule ↔ Luftballons ⑨

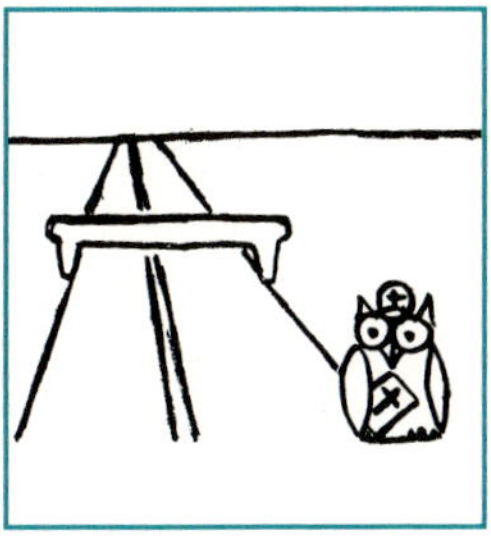

Autobahn ↔ Bibel ⑩

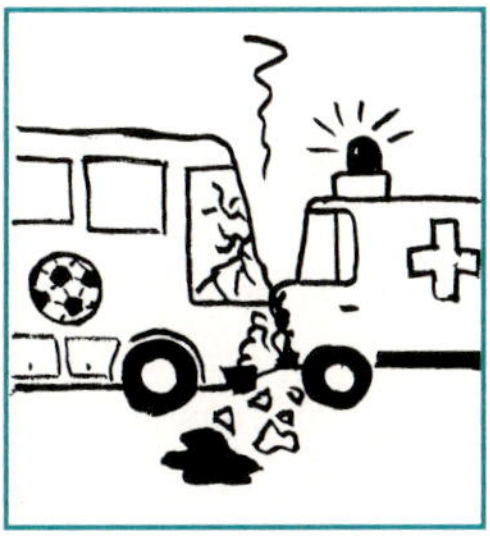

Bus ↔ Fußball ⑪

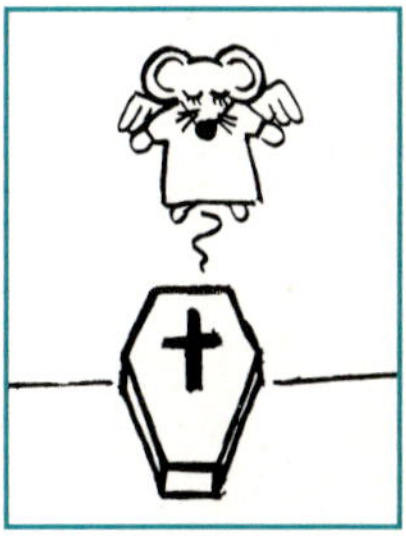

Sarg ↔ Geist ⑫

Durch die Verknüpfung der Suchbegriffe mit den „Ankerwörtern“ ist es für uns später leichter, uns direkt auch an die Position eines Begriffes in der Reihenfolge der Wortliste zu erinnern, ohne die ganze Geschichte erst linear durchgehen zu müssen: Wenn wir uns daran erinnern, dass sich die herbeifliegende Eule durch die fliegenden Luftballons eines Luftballonverkäufers durchkämpfen mußte (bildlich vorstellen!), assoziieren wir sofort: Luftballons = 9, daher war die Eule der neunte Begriff der Liste. Und dafür müssen wir nicht erst die anderen 8 Begriffe durchgehen – das spart immens Zeit und macht uns auch sicherer in der richtigen Zuordnung der Reihenfolge.

Also noch einmal: Der Ablauf der Geschichte sollte eher nicht realistisch oder plausibel sein. Im Gegenteil: Durch diese Verfremdungen wundern wir uns über einzelne Passagen und behalten sie so besser. Bauen Sie in Ihre Geschichten also ruhig mit Absicht einige bizarre Elemente mit ein und arbeiten Sie mit Emotionen, Überraschungseffekten oder lustigen Wendungen.

Diese Methode gelingt um so besser, je häufiger wir sie mit identischen Ankerbegriffen anwenden. Solange diese „Anker“ nicht fest im Gedächtnis verankert und schnell abrufbar sind, funktioniert diese Methode natürlich nicht so gut. Insofern wäre es normal, wenn Sie anfänglich dieser Methode skeptisch gegenüber stünden (Motto: „zusätzlicher Zeitaufwand? Oh – dann bitte nicht!“). Sie müssen sich lediglich darauf einlassen und sie häufiger anwenden – der Effekt ist bemerkenswert!

Merksätze / Eselsbrücken

Häufig existieren je nach Studienfach auch sehr einprägsame Merkhilfen, Reime oder Eselsbrücken, mit deren Hilfe wir uns komplizierte Kreisläufe, Listen oder Kriterien viel einfacher merken können. Am eingängigsten werden diese Eselsbrücken, wenn wir sie uns bildlich vorstellen oder gezielt visualisieren: So gibt es inzwischen für die verschiedenen Fachgebiete in der Humanmedizin, die an einer nahezu unendlichen Stoffmenge leiden, zahlreiche solcher Merkhilfen, die mit einprägsamen Cartoons kombiniert worden sind (vgl. S. 42 und 71).

Denken Sie z.B. an das Beispiel der Seite 50 zurück: Auch nach bewußter Kategorisierung sind bestimmte Listen mitunter immer noch schwer eingängig. Wenn Sie jedoch geschickt visualisierte Merkhilfen benutzen, können Sie sich diese Dinge oft auf Anhieb merken, ohne sie häufiger wiederholen zu müssen – das bedeutet eine ungeheure Zeitersparnis! Hier war es die Frage nach möglichen Primärtumoren bei Knochenmetastasen:

„5 Bienen lecken Pollen“

1. **B**	**B**rust	(Mamma-Ca)
2. **B**	**B**rain	(Medulloblastom)
3. **B**	**B**ronchien	(Bronchial-Ca)
4. **B**	**B**auch	(Gastrointestinaler Tumor: Carcinoid)
5. **B**	**B**lase	(Harnblasen-Ca)
lecken	**L**ymphom	
Pollen	**P**rostata	(Prostata-Ca)

Übrigens:
Osteolytische Metastasen
können bei
Bronchial-Ca,
Nieren-Ca (immer osteolytisch!),
Schilddrüsen-Ca und
Mamma-Ca entstehen.

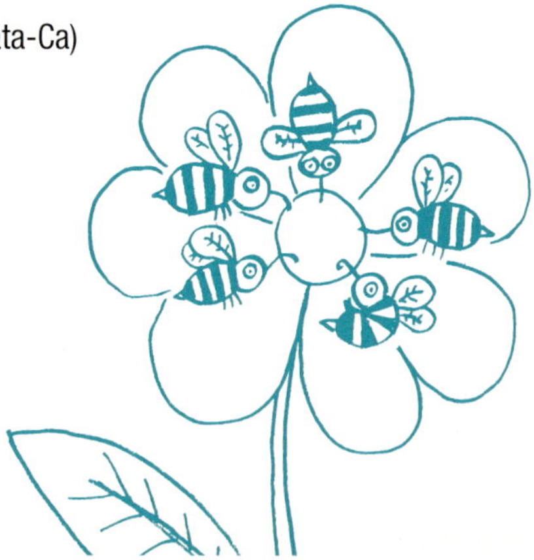

Anzeige

In diesem Buch finden Sie zahlreiche Eselsbrücken zu komplexen klinischen Themen, unter anderem aus der Mikrobiologie, Pharmakologie, Chirurgie, Gastroenterologie, Notfallmedizin und vieles mehr. Der Witz an diesem Buch liegt in den humorvollen Cartoons, mit deren Hilfe die Merksprüche viel einprägsamer werden und dauerhaft in das Gedächtnis „einbrennen"...

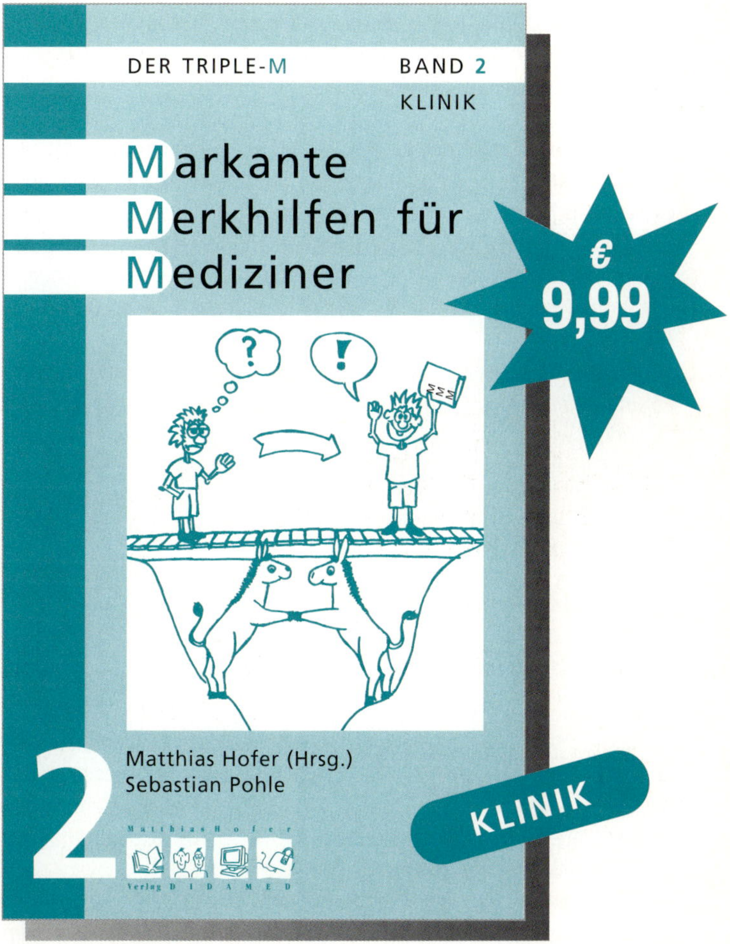

ISBN 3-9805585-6-8
www.didamed.de

Rhythmisieren von Zahlen

Wir können Ziffernfolgen beim Lernen so zusammenfassen, dass z.B. eine sechsstellige Telefonnummer in zwei oder drei ähnlich lautende Triplets oder Pärchen zerlegt wird. Die meisten Menschen verwenden bereits von sich aus Rhythmisierungstechniken und merken sich z.B. nicht „468626", sondern „46 - 86 - 26" (sprich: vier sechs – acht sechs – zwei sechs) – wobei oft der jeweils ersten Ziffer eine andere Betonung gegeben wird als der jeweiligen Folgeziffer (hier würde sich anbieten, die erste Ziffer der Zahlenpaare zu betonen, weil die jeweils zweite Ziffer bei allen Zahlenpaaren identisch ist).

Bei anderen Zahlenkombinationen bietet sich eher die Bildung von Triplets an, wenn sie dann phonemisch (vom Klangbild) bessere Ähnlichkeiten aufweisen: Statt „158758" merkt man sich eher „158" (eins – fünf – acht) und „758" (sieben – fünf – acht), mit einer Betonung der jeweils ersten Ziffer. Sie merken sich doch gewiss nicht „einhundertachtundfünfzigtausendsiebenhundertachtundfünfzig", oder?

Diese Rhythmisierung führt zu einer klanglichen (phonemischen) Individualisierung: Dadurch werden längere Klanggruppen, die schwerer zu merken wären, auf zwei bis drei kürzere Klänge (= Wörter) reduziert. Das Gedächtnis kann so kleinere, verdaulichere Häppchen auf unterschiedlichen Speicherplätzen ablegen. Wie würden Sie sich demnach die Zahl 436893687368 merken? Als „43" „68" „93" „68" „73" „68" ? Eher nicht. Wie wäre es mit: „vier drei sechs acht" – „neun drei sechs acht" – „sieben drei sechs acht"?

~~436893687368~~ → 4_368 9_368 7_368

Können Sie sich also eine längere Zahl nicht merken, suchen Sie innerhalb der Zahl nach ähnlich klingenden Gruppen, oder gleich langen Bausteinen. Sie haben bereits bemerkt, dass die Pausen zwischen den Zahlengruppen besondere Bedeutung für den Erinnerungswert haben. Diese Technik eignet sich nicht nur für Telefonnummern, sondern auch für Geburtstage, die Geheimzahlen Ihrer Scheckkarte, Codes von Zahlenschlössern, Versicherungs- oder Matrikelnummern, Nummern Ihrer Girokonten, Fahrplanzeiten, aber eben auch für Zahlenwerte aus Ihrem Lernstoff.

Suggestopädisches Lernen

Dieser Begriff stellt besonders für Pädagogen der „alten Schule" ein Reizwort dar, da diese Lernform nicht „peußischem Drill" mit Erfolgs- und Zeitdruck favorisiert, sondern ganzheitliche Zielsetzungen verfolgt, die entspanntes und selbstgesteuertes Lernen ermöglichen sollen. Wenn Ihnen solche Begriffe also als „neumodischer Krimskrams" erscheinen, überschlagen Sie am besten diese Seiten und gehen gleich auf das Kapitel 7 (ab Seite 77) über.

Die Suggestopädie geht u.a. auf den Neurologen Lozanov zurück und beinhaltet stressfreies Lernen im Entspannungszustand (vgl. S. 20) unter Berücksichtigung der neurobiologischen Bedürfnisse des Gehirns: Das Konzept geht davon aus, dass eine angenehme Lernatmosphäre mit positiven, lernfördernden Rahmenbedingungen (vgl. S. 19) und eine häufige Visualisierung des Lernstoffs (vgl. S. 53-55) gehirngerechter sind als die Methoden des herkömmlichen, schulischen Lernens: Dort dominieren noch häufig einseitige, rationale und computerähnliche Formen der Wissensaufnahme unter Zeit- und Erfolgsdruck.

Suggestopädisches Lernen schließt auch die Verwendung von mentalen Programmierungs- bzw. Autosuggestionstechniken ein: Hierbei werden negative Einstellungen zum Lernen bewusst durch positive Einstellungen ersetzt (vgl. S. 11):

„Mir fehlt die Begabung"	➜	„Das schaffe ich auch!"
„Mir fehlt einfach die Geduld"	➜	„Ich werde es Schritt für Schritt angehen"
„Lernen war noch nie meine Stärke"	➜	„Langsam komme ich in Übung"...

Diese Vorgehen zur Auflösung psychischer Lernblockaden kann durch leichte Bewegungsübungen, Atemübungen und Überkreuzübungen (vgl. S. 31) unterstützt werden.

Autosuggestion

Andere Möglichkeiten für eine Autosuggestion nutzen die positiven Ressourcen aus vergangenen, eigenen Erfolgserlebnissen, in denen wir eine besondere Leistung vollbracht haben und die noch im Nachhinein ein „Gefühlshoch" auslösen, wenn wir uns daran erinnern. Dabei muß es sich nicht unbedingt um schulische Lernerfolge handeln, es kann auch das spektakuläre „Tooor" bei einem wichtigen Punktspiel oder das erste Fahrradfahr-Erlebnis ohne Stützräder gewesen sein – Hauptsache, die Erinnerung wird von dem befriedigenden Gefühl der eigenen Kompetenz begleitet.

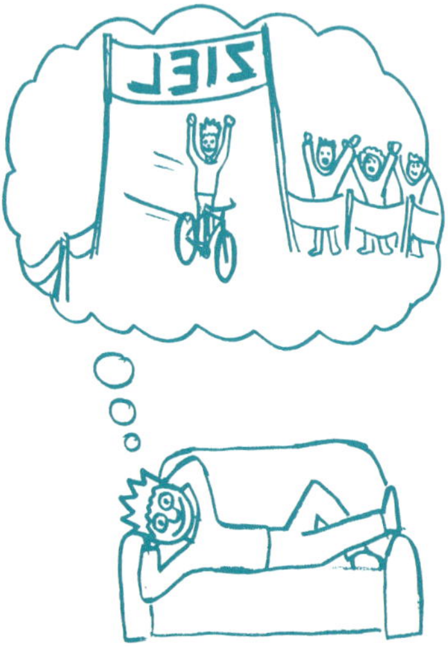

Wenn Sie eine solche Autosuggestionstechnik einmal ausprobieren möchten, wählen Sie einen ungestörten Ort und Zeitpunkt und machen es sich so bequem wie möglich. Erinnern Sie sich mit an ein eigenes Erfolgserlebnis und genießen Sie retrospektiv noch einmal das gute Gefühl und die damalige Anerkennung der Umgebung. Lassen Sie die damalige Situation mit geschlossenen Augen bildlich vor Ihrem geistigen Auge möglichst detailgetreu ablaufen:
Wenn Sie das Bild lebhaft vor sich sehen, dann verbinden Sie diese positive Erinnerung mit einem bestimmten Reiz, indem Sie z.B. Ihren linken Handrücken einige Zeit leicht mit dem rechten Daumen drücken. Achten Sie dabei genau auf die Farben, auf die Geräusche und die Stimmen, die Sie in dieser Situation hören und auf Gerüche, die Sie wahrnehmen konnten. Aktivieren Sie also so viele Sinne wie möglich, um die Erinnerung an Ihr Erfolgserlebnis zu intensivieren. Danach nehmen Sie den Daumen wieder zurück.
Jetzt rufen Sie sich die Gefühle ins Gedächtnis zurück, die Sie damals empfunden haben: Das Hochgefühl, die unbeschwerte Freude über die geschaffte Leistung. Dabei drücken Sie wieder mit dem rechten Daumen auf Ihren linken Handrücken. Wiederholen Sie diese Übung einige Male, bis die Szene durch Druck auf Ihren Handrücken vor Ihrem geistigen Auge auftaucht. Jetzt können Sie durch diesen antrainierten Reiz jederzeit das Szenario Ihres Erfolgserlebnisses bei Bedarf wieder aktivieren, um sich in eine positive Stimmungslage zu versetzen, z.B. vor oder während einer mündlichen Prüfung.

Lernfördernde Musik
Im Kapitel 3 hatten wir schon angesprochen, dass ein entspanntes Wachsein („Alpha-Zustand") für das Lernen komplexer Lerninhalte oft förderlicher ist als ein höheres mentales Erregungsniveau (vgl. S. 20). Dieser Zustand kann auch durch einige Musikstücke aus Klassik und Barock hervorgerufen werden:

Johann Sebastian Bach (BWV = Bach-Werkverzeichnis)

BWV 975:	Largo aus dem Konzert für Cembalo solo in g-moll (Cembalokonzerte nach A. Vivaldi)
BWV 976:	Largo aus dem Konzert für Cembalo solo Nr. 5 in G-Dur
BWV 988:	Aria zu Goldberg-Variationen, Cembalo
BWV 1056:	Largo aus dem Konzert für Klavier und Streichorchester Nr. 5 in f-Moll

Georg Friedrich Händel
(HWV = Händel-Werkverzeichnis)
Largo aus dem Konzert Nr. 3 in G-Dur
(Concerti grossi op.3, Nr. 1-6, HWV 312-317)
Langsame Sätze aus Concerti grossi op. 6,
Nr. 1-12, HWV 319-330)

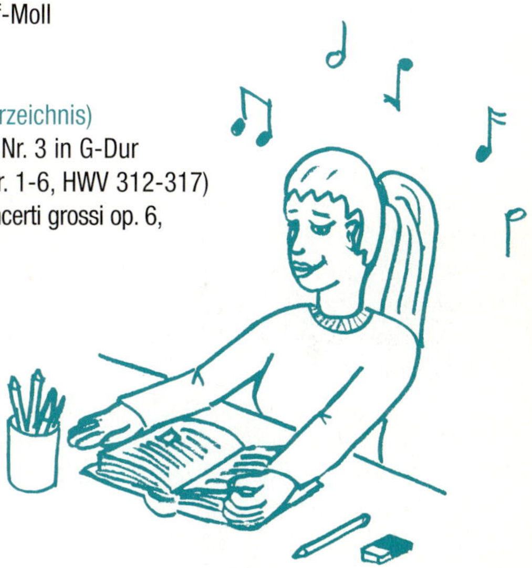

Antonio Vivaldi
Largo aus dem Konzert für Flöte, Streicher und Basso continuo in C-Dur
Largo aus „Winter" – die vier Jahreszeiten
Largo aus dem Konzert für Gitarre, Streicher und Basso continuo in D-Dur
Largo aus dem Konzert für Mandoline, Streicher und Orgel Nr. 1 in C-Dur

Die meisten Musikstücke der modernen Rock- und Popmusik sind dafür leider nicht geeignet – auch wenn einigen Panflötenstücken von Zamfir noch ein gewisses Entspannungspotential nachgesagt wird.

Lernkrisen können vielfältige Ursachen haben. Die hier angegebenen Tipps steigern sich von kleineren Beeinträchtigungen bis hin zu tatsächlichen Krisen mit dem Wunsch, das Lernprojekt ganz aufzugeben. Aber fangen wir klein an:

Ermüdete Augen

Sobald Sie bemerken, dass Sie blinzeln, müde Ihre Augen reiben oder die Schrift nur noch verschwommen wahrnehmen können, unterbrechen Sie das Lesen Ihrer Lerntexte. Solche Störungen gehen vor, da Sie lediglich mit hoher Anstrengung und ineffektiv weiter auf Ihr Buch starren würden, ohne wirklich etwas aufnehmen zu können. Es existieren mehrere Möglichkeiten, einer Ermüdung Ihrer Augen vorzubeugen oder darauf zu reagieren:

- Falls Sie Brillenträger sind: Stimmen noch die Dioptrien Ihrer Gläser bzw. Kontaktlinsen? Ein Besuch beim Augenoptiker oder Augenarzt verschafft Klarheit – es lohnt sich!
- Bei Überanstrengung: Machen Sie eine Pause, am besten mit Aufenthalt in der Natur, da dort dreidimensionales Sehen möglich ist – das entspannt. In den Pausen bloß nicht (Zeitung) lesen oder fernsehen – das wäre kontraproduktiv! Vorschläge für sinnvollere Pausenaktivitäten finden Sie auf den Seiten 29 bis 33.
- Bietet Ihr Arbeitsplatz genügend Licht? Oder lassen sich die Bedingungen durch eine neue Schreibtischlampe oder das Umstellen des Schreibtisches im Zimmer optimieren (vgl. S. 19)?
- Erwägen Sie eventuell eine Nahrungsergänzung mit Vitamin A und B1-haltigen Lebensmitteln (Brokkoli, frische Himbeeren als Belohnung für das Erreichen einer Lernetappe, Sonnenblumenkerne, Hefe oder Vitaminpräparate)
- Versuchen Sie einmal eine Massage der verspannten Gesichtsmuskulatur – manche schwören auch auf Fenchelwasserauflagen oder legen sich nasse Gurkenscheiben auf die geschlossenen Augenlider...

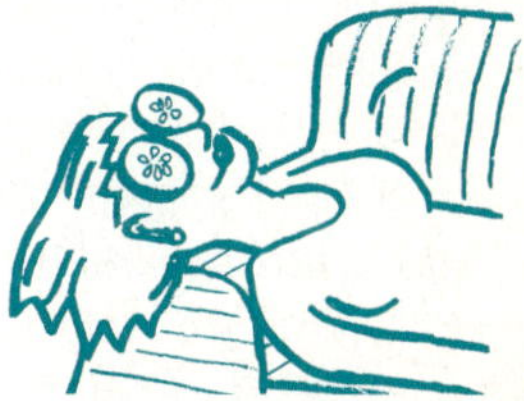

- Noch einfacher sind Augenduschen mit abwechselnd kaltem und warmen Wasser zur Durchblutungsförderung. Auf jeden Fall sind Sie danach wieder wach – frisch ans Werk!

Motivationskrisen

Das Hinzulernen neuer Dinge kostet Zeit – und Mühe! Befreiende „Aha-Erlebnisse“ und der richtige „Durchblick“ fallen uns nicht von selbst in den Schoß und müssen oft hart erarbeitet werden. Gerade zu Beginn eines neuen Faches oder eines neuen Kapitels stehen wir oft ratlos wie vor einer hohen Wand und fragen uns, wie wir diese Herausforderung nur meistern sollen.
Diese initiale Ratlosigkeit ist auch verständlich, denn zu Beginn einer Lernetappe sind wir ja noch Anfänger in der jeweiligen Materie und werden leichter frustriert. Gerade bei schwer verständlichen und kompliziert geschriebenen Lerntexten hilft es dem Selbstbewusstsein, die didaktischen Fähigkeiten des Lehrbuchautors in Frage zu stellen, statt sich in Selbstzweifeln zu verlieren. Wenn es Ihnen dann auch noch gelingt, aus dieser Verärgerung die Energie zu ziehen, einen schlecht gegliederten oder unverständlich formulierten Text umzuschreiben oder neu zu gliedern (vgl. S. 46 / 47), dann haben Sie es nicht nur „diesem Autor“, sondern auch sich selbst „so richtig gezeigt“...

Eventuell beruht ein Motivationsproblem aber auch auf einer unrealistischen Erwartungshaltung: Wenn wir erwarten, dass jeder Text genau die Fachbegriffe vermeidet, die wir persönlich noch nicht kennen oder seine Inhalte maßgeschneidert auf unsere individuellen Vorkenntnisse liefert – liegen wir meistens schief. Dann wäre es sinnvoll, diese Erwartungshaltung zu überdenken und eventuell erst einmal Wissenslücken zu schließen, deren Inhalte wir zum Verständnis des Textes benötigen.
Jetzt könnte es sich lohnen, eine Taktik der kleinen Schritte mit einfacher zu bewältigenden Lernzielen zu wählen. Manchmal ist es auch sinnvoll, uns bei Lernkrisen erst einmal zu entspannen, den Lernprozeß zu unterbrechen und auf die Ebene des Lerncoaches zu wechseln (vgl. S. 23 – 25): Aus der Perspektive des Lerncoaches überlegen wir dann, ob unsere Herangehensweise an das Thema cleverer gestaltet werden kann – erst dann kehren wir zum Lernprozess wieder zurück.

Aber auch nachdem diese kritische Einarbeitungsphase hinter uns liegt, lauert eine weitere Motivationsfalle auf uns: Wir dürfen nicht erwarten, dass uns der Lernprozess in wundersamer Gleichmäßigkeit ständig dieselbe Dosis an Erfolgserlebnissen liefert, um unsere Motivation oben zu halten. Typisch ist eher eine Fluktuation zwischen sprungartigen „Aha"-Erlebnissen, langsameren Fortschritten, dem Gefühl, auf der Stelle zu treten und sogar Rückschritten, die uns das Gefühl geben, durch die neue Information weniger als vorher verstanden zu haben. Alles ist möglich:

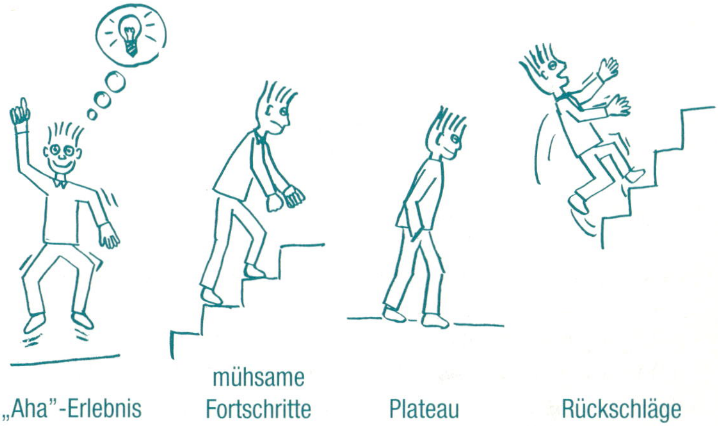

Jetzt kommt es darauf an, unbeeindruckt dran zu bleiben - weiter zu machen, bis es plötzlich wieder aufwärts geht oder ein „Knoten" geplatzt ist. Wenn wir diesen „Biss" an den Tag gelegt haben, schauen wir hinterher oft verwundert zurück und erkennen, dass wir auf einem höheren Verständnisniveau angelangt sind und das Thema viel besser überblicken können.

Wenn Sie sich dieser dynamischen Fluktuation bewußt sind, fällt es auch leichter, die Auf- und Ab-Phasen als normal zu akzeptieren – Sie wissen ja, dass nach einer schwierigen Phase auch wieder Lernerfolge winken – vertrauen Sie ruhig darauf!

Lernhindernisse abbauen

Viele Studierende schmunzeln schon wissend, wenn ihnen Kommilitonen erzählen, welche Arten von Vermeidungsverhalten gerade aktuell sind, um dem eigenen Schreibtisch aus dem Weg zu gehen: Selbst Bügelmuffel entwickeln in Lernphasen erstaunliche Aktivitäten auf dem häuslichen Sektor - manche Wohngemeinschaften sind nie so sauber und aufgeräumt wie vor den Diplomprüfungen oder Staatsexamina. Gibt es bei Ihnen auch solche „wichtigen" Dinge, die unbedingt vor dem Lernen erledigt werden müssen?

Lernbarrieren sind jedoch auch häufig emotional bedingt: Wir können uns nicht konzentrieren, wenn wir gestreßt sind oder das Unterbewußtsein mit Ängsten auf die Herausforderung einer Prüfung reagiert. Das Unterbewußtsein steuert oft als entscheidende Instanz unser Denken und unsere Handlungen – deshalb lohnt es sich, einen genaueren Blick auf die Ursachen unserer Lernhindernisse zu werfen:

- Handelt es sich eher um räumliche Beeinträchtigungen?
  Sitzgelegenheit, Lichteinfall, Feuchtigkeit, Frischluft etc. optimieren (vgl. S. 19).

- Bei Störungen ist entscheidend, ob es sich um eigene oder fremde Unterbrechungen handelt:
  - eigene Unterbrechungen: Notieren Sie sich die Häufigkeit. Ändern Sie Ihre Pausenregelung oder legen Sie kürzere Lernphasen fest (vgl. S. 28). Arbeiten Sie beim Wunsch aufzuhören bis zum nächsten Etappenziel weiter und belohnen Sie sich dann für das geschaffte Etappenziel.
  - fremde Unterbrechungen: Häufigkeit und Ursache notieren – dann ergreifen Sie spezifische Gegenmaßnahmen (vgl. S. 17/19).

- Haben sie zwar zeitlich viel gearbeitet, aber wenig effektiv gelernt?
  Versuchen Sie, sich nicht zur sehr in Details festzubeißen. Forcieren Sie vertiefende Lerntechniken (vgl. S. 43-75) und kontollieren Sie möglichst häufig Ihren Lernerfolg.
  Fehlen eventuell Wiederholungs- und Übungsphasen?

- Rennt Ihnen die Zeit bis zum Prüfungstermin davon? – Herrscht Panikstimmung?
  Überprüfen Sie Ihre Tages- und Wochenpläne aus der Coach-Perspektive (vgl. S. 36-39). Setzen Sie strengere Prioritäten und streichen Sie alle entbehrlichen Aktivitäten.

- Machen sich Erschöpfung, Unlust und Unruhe breit?
  Überprüfen Sie Ihre Pausen- und Schlafgewohnheiten. Versuchen Sie, Ihren Arbeitsrhythmus an Ihre physiologische Leistungskurve anzupassen (vgl. S. 16). Setzen Sie bewußt Belohnungen für erreichte Etappenziele als Motivationshilfe ein: Gönnen Sie sich z.B. einen Solariumsbesuch: Das Licht wirkt als Aktivierungsfaktor und bessert die Stimmungslage. Wenn Ihre Lerngruppe sehr diszipliniert ist, können Sie auch erwägen, zusammen in einen sonnigen Lernurlaub zu fahren – dort ist sicherlich nicht die Stimmungslage das Problem...

- Sie ertappen sich dabei, Mißerfolgsszenarien durchzuspielen („ich schaffe das nicht" oder „ich werde durchfallen" etc.)?
  Versuchen Sie, sich diese „Worst-Case-Vorstellungen" nicht weiter auszumalen, sondern rufen sie sich Situationen ins Gedächtnis, in denen Sie Herausforderungen mit Erfolg gemeistert haben. Sie könnten eventuell auch von Autosuggestionstechniken (vgl. S. 73) profitieren: Hängen Sie für jedes Kapitel, das Sie erfolgreich geschafft haben, einen Zettel an Ihrem Schrank: Darauf schreiben Sie dick und fett das Thema als Stichwort und haken es mit grünem Filzstift ab oder notieren „ok" daneben. Sie können auch positive Botschaften auf Zetteln in Ihrem Gesichtsfeld aufhängen, die negativen Denkmustern vorbeugen sollen (vgl. S. 10/73).

- Sie können sich absolut nicht mehr konzentrieren, sind nervös und bemerken vegetative Symptome (Schwitzen, Schlaflosigkeit, Herzrasen etc.).
  Wahrscheinlich haben Sie Lampenfieber oder Prüfungsangst. Dann lesen Sie bitte das nächste Kapitel.

Im folgenden geht es nicht nur um ganz „normales" Lampenfieber (siehe S. 88), das jeder mehr oder weniger kennt, sondern auch um die viel intensivere Prüfungsangst, die bei den Betroffenen einen enormen Leidensdruck erzeugt.

Fehlende Informationen über die tatsächlichen Prüfungsanforderungen oder die Unsicherheit über den eigenen Kenntnisstand begünstigen die Entwicklung von Prüfungsängsten. Das geschieht natürlich besonders in Studiengängen, die ihren Studierenden nur wenig Rückmeldungen über ihren Leistungsstand geben. Zahlreiche Studierende haben z.B. ihr Grundstudium mit allen erforderlichen Qualifikationen abgeschlossen, trauen sich jedoch nicht, sich für die Zwischenprüfung anzumelden oder verschieben diese mit dem Vorwand, sich dann besser vorbereiten zu können, um ein Semester nach hinten. Ein anderes Problem sind „Leidensgenossen", die einen durch Horrorgeschichten und wildeste Gerüchte über die bevorstehende Prüfung verunsichern – meiden Sie am besten den Kontakt. Noch wichtiger ist meistens die persönliche Einstellung:

Interne Ursachen

Menschen mit negativen Erfahrungen und Denkmustern („Mißerfolgängstliche", vgl. S. 10) tendieren dazu, sich einen Mißerfolg in der nahenden Prüfung im Sinne einer „sich-selbst-erfüllenden Prophezeiung" einzureden und erzielen häufig schlechtere Noten, als sie es eigentlich auf Grund Ihrer Fähigkeiten erreichen könnten.

Ein wenig Offenheit zu sich selbst gehört schon dazu, wenn man sich mit den Ursachen seiner Prüfungsangst auseinandersetzen möchte: Ängstliche Menschen empfinden Situationen, in denen sie unter Leistungsdruck gestellt werden, eher als bedrohlich für ihr eigenes Selbstwertgefühl. Sie entwickeln unter der Leistungserwartung ihrer Umgebung eher Angstgefühle und sind für zukünftige Herausforderungen schlechter motiviert bzw. motivierbar. Sie vertrauen weniger Ihren Fähigkeiten und Kenntnissen und bezweifeln, dass sie durch zusätzliche Anstrengungen mehr Erfolg haben könnten. Sie schützen sich vor weiteren Angriffen auf ihr Selbstwertgefühl dadurch, dass sie beginnen, Lernkontrollen, Leistungsanforderungen und Prüfungen mit Hilfe der unterschiedlichsten Ausreden aus dem Weg zu gehen.
Menschen mit Prüfungsangst lassen oft „worst-case"-Szenarien vor ihrem inneren Auge ablaufen und stellen sich lebhaft vor, wie z.B. nach der Klausur alle Prüflinge erleichtert auf den Gang streben und untereinander richtige Lösungen austauschen: Nur sie selbst können fast nur falsche Antworten zum Besten geben und werden von den anderen dafür ausgelacht.

Prüfungsängstliche meiden tendenziell eher die Anwendung vertiefender Lerntechniken, wie sie auf den Seiten 43-70 beschrieben sind: Sie tendieren dazu, weniger Neugliederungen, Zusammenfassungen oder Abrufskizzen anzufertigen und haben meistens nur sehr wenig Erfahrungen mit Memotechniken (vgl. S. 64-69). Ganz im Gegenteil – sie haben sich oft die schlechteste Lernstrategie ausgesucht, die es gibt: Reines Lesen. Ängstliche Lerner schweifen häufiger mit ihren Gedanken vom Thema ab und zeigen größere Konzentrationsprobleme.

Teufelskreis der Prüfungsangst

Die negativen Vorerfahrungen (1) haben bei Menschen mit Prüfungsangst oft dazu geführt, dass sie resignative Selbstgespräche (2) führen, sich selbst als Versager sehen (3), sich unrealistische Ziele (4) setzen, unter Unlustgefühlen leiden (5), ungünstige Strategien (6) verwenden, Lernkontrollen vermeiden (7) und in der Prüfungssituation schließlich ängstlich (8), schlechter vorbereitet und eher „blockiert" sind. Letztendlich resultiert dann oft der erwartete Mißerfolg (1) in der Prüfung und der Teufelskreis schließt sich:

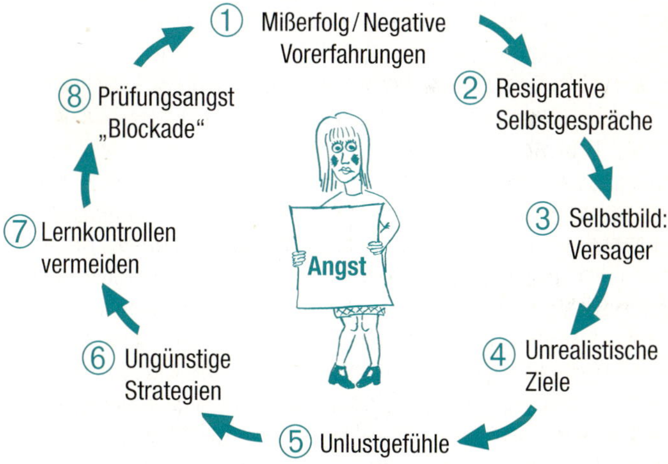

Wenn Ihnen mehrere der hier beschriebenen Denk- und Verhaltensmuster bekannt vorkommen, dann helfen Ihnen die folgenden Tipps hoffentlich weiter.

Wege zum angstfreien Lernen
Eine wichtige Grundvoraussetzung für angstfreies Lernen ist die Fähigkeit, die vielen Mißerfolge als „normal“ zu akzeptieren, die jeder Lernprozess mit sich bringt. Besonders in Kulturen, in denen uns bereits als Kind anerzogen bzw. das Gefühl vorgelebt wird, wir würden uns blamieren, wenn wir etwas nicht wissen oder nicht können, ist die Angst vor einer Blamage oft so groß, dass alle guten Motivationsgründe für das Lernen in den Hintergrund treten. Daher spielt das eigene Selbstwertgefühl eine entscheidende Rolle für unsere Lernleistungen: Weniger selbstbewußte Personen setzen sich tendenziell nicht so bereitwillig mit den Ursachen ihrer Fehler auseinander und gehen hilfreichen Lernkontrollen durch Lernpartner (vgl. S. 48) eher aus dem Weg als selbstbewußtere Personen. Das bedeutet natürlich nicht im Umkehrschluß, das selbstbewußtere Menschen automatisch selbstkritischer und bessere Lerner sind – ein gesundes Selbstwertgefühl bietet lediglich eine günstigere Ausgangslage für angstfreies Lernen. Was können wir nun tun, wenn wir nicht von Natur aus mit einem solchen Maß an Selbstbewußtsein ausgestattet sind? Zum Glück eine ganze Menge:

② Ändern Sie Ihre Selbstgespräche
Wenn wir eine anspruchsvolle handwerkliche Tätigkeit (z.B. den Hinterreifen eines Hollandrades mit Radkasten wechseln) durchführen, sprechen wir häufig mit uns selbst, zumindest wenn wir uns unbeobachtet fühlen und keiner die „Fluchsalven” hören kann...
Auch beim Lernvorgang „brabbeln” wir gelegentlich leise vor uns hin oder führen stumme Selbstgespräche. Jetzt kommt es darauf an, dass wir uns zunächst einmal dieses inneren Dialogs bewußt werden und versuchen, den Tonfall dieses Dialogs zu ändern: Versuchen Sie, negative Formulierungen und Annahmen schrittweise durch positive Alternativen zu ersetzen. Hier finden Sie einige Beispiele (vgl. S. 10 und 73):

Negatives Denkmuster	Positive Alternative
„Ich habe keine Lust zu lernen”	„Jetzt beginne ich einfach – der Spaß wird schon kommen”
„Ich werde das nie schaffen”	„Mit ausreichender Vorbereitung wird es schon klappen”

„Ich kann mich einfach nicht konzentrieren"	„Zurück zum Stoff: Der nächste Schritt ist ..."
„Bei der Prüfung werde ich total versagen"	„Dieses Mal bin ich besser vorbereitet"

③ Korrigieren Sie Ihr Selbstbild

Natürlich ist das leichter gesagt als getan. Trotzdem lohnt es sich, Versagensphantasien durch ein ritualisiertes Gegensteuern zu vertreiben: So könnten Sie sich angewöhnen, jedes Mal, wenn Sie von negativen Selbstbildern beeinträchtigt werden, laut „STOP" zu rufen und z.B. mit der Faust auf den Tisch zu schlagen, um quasi aus Ihrer Träumerei aufzuwachen. Nachdem Sie dadurch in die Wirklichkeit zurückgefunden haben, sollten Sie sich eine positive Erinnerung ins Gedächtnis rufen (Erfolgserlebnis, Urlaubstag – vgl. S. 73-74) und danach Ihre Aufmerksamkeit wieder dem Lernprozess zuwenden.

Während Sie diese Zeilen lesen, kommt Ihnen wahrscheinlich ein solches Vorgehen etwas seltsam vor oder es erscheint Ihnen lächerlich – bis Sie nach wiederholtem Anwenden merken, dass es hilft und sich Ihre Stimmungslage und Einstellung schrittweise ändert. Das Ziel ist erreicht, wenn Ihre „STOP"-Rufe immer seltener werden.

④ Realistische Zielsetzungen

Schon zu Beginn entscheidet eine möglichst realistische Definition des Lernziels oft darüber, mit wieviel Lust der Lernprozess ablaufen wird: Sind wir z.B. schon einmal durch eine Prüfung durchgefallen, lautet das realistische Lernziel wahrscheinlich eher, einfach nur die Bestehensgrenze (eine „4") zu erreichen. Es geht dann weniger um die Frage, ob wir jetzt eine „2" oder eine „1" anstreben, nur weil wir die Prüfung bereits das zweite Mal angehen...

Es wirkt sich jedoch auch sehr ungünstig aus, das Ziel zu niedrig anzusetzen, weil dann der Erfolgsanreiz zu gering ist und ein befriedigendes Erfolgserlebnis später ausbleiben muß (es war ja „zu einfach", vgl. S. 9).

Wenn Ihnen die realistische Zielabschätzung schwer fällt, versuchen Sie sich mit Personen auszutauschen, die die Prüfung bereits erfolgreich absolviert haben.

⑤ Unlust durch Lust ersetzen

Für manche reicht als Auslöser schon der Anblick des eigenen Schreibtisches, um launisch, gereizt oder angespannt zu werden. Vielleicht kreisen auch deshalb einige Menschen mit Lern-Aversionen tagelang um ihren Schreibtisch herum, bis ihnen keine Vermeidungsstrategien mehr einfallen (vgl. S. 80). Falls dieser Anblick Sie wirklich bereits negativ konditioniert hat, probieren Sie einen Ortswechsel aus oder stellen Sie den Schreibtisch um und verändern Sie die unmittelbare Umgebung (vgl. S. 19).

Sie können auch Belohnungsinstrumente für einen Lerntag einsetzen: Es ist viel anspornender, auf eine angenehme Freizeitaktivität am Abend hinzuarbeiten, als nur „open-end" zu pauken – ohne die Aussicht auf eine reizvolle Abwechslung. Verabreden Sie sich mit Freunden zu einer Sport- oder Tanzaktivität oder wozu Sie Lust haben. Wichtig ist nur, dass Sie sich darauf freuen und während des Tages gezielt darauf hinarbeiten, sich diese „Belohnung" durch Ihr Lernpensum zu „verdienen" (vgl. S. 34). Erinnern Sie sich noch an die Wirksamkeit des Lichtes (vgl. S. 19) und den Korkentrick (vgl. S. 32) als Stimmungsaufheller?

⑥ Wechsel zu effektiveren Lernstrategien

Es bringt wirklich wenig, denselben Text immer wieder nur zu lesen, und wieder zu lesen und noch einmal etc. – es bleibt kaum etwas hängen, und die spätere Abrufbarkeit ist miserabel. Der Zeitbedarf und die benötigte Anzahl an Wiederholungen stehen in keinem Verhältnis zum bescheidenen Lernerfolg. Versuchen Sie lieber, Ihr Verständnis z.B. durch hierarchische Neugliederung (vgl. S. 46/47), Diskussionen und Visualisierungstechniken (vgl. S. 53-55) zu vertiefen.

Es wurde in diesem Buch schon an anderer Stelle betont: Diese vertiefenden Lernstrategien kosten nicht mehr Zeit, sondern sparen Zeit ein! Sie benötigen viel weniger Wiederholungen, um den Lernstoff wirklich abrufbar abzuspeichern. Am Ende resultiert außerdem eine wesentlich bessere Abrufbarkeit der vertieft gelernten Inhalte gegenüber nur gelesenen (auswendig gelernten) Inhalten.

⑦ Kneifen Sie nicht!

Identifizieren Sie Ihre Vermeidungsstrategien klar als solche und vermeiden Sie:

Typische Vermeidungsstrategien
• den Hausputz, wenn es schwierig wird, • die Flucht vom Schreibtisch weg zum Fernseher, • der Einkaufsbummel (es sei denn, er dient als gezielte „Belohnung“), • die schon ewig aufgeschobene Reparatur irgendeines „Dingsda“, (die plötzlich soo dringend erledigt werden muß) • die Absage eines Treffens mit Lernpartnern (Erfolgskontrolle droht)

Gerade die Rückmeldung von Lernpartnern ist extrem wichtig für den eigenen Lernerfolg (vgl. S. 48). Gehen Sie solchen Erfolgskontrollen nicht aus dem Weg! Sie sind dadurch gerade für mündliche Prüfungen viel besser vorbereitet und können so der Prüfung deutlich gelassener entgegen sehen. Auch intermittierende, echte Selbstkontrollen (natürlich nicht unmittelbar nach der Bearbeitung eines Kapitels, vgl. S. 7) können der Prüfungsangst wirkungsvoll vorbeugen.

⑧ Relativieren Sie Ihre Blockade-Phantasien

Natürlich kommt es in mündlichen Prüfungen einmal vor, das wir den roten Faden verlieren. Die Prüfer kennen jedoch aus Erfahrung die Aufregung vieler früherer Kandidaten und sind sehr häufig bereit, durch ein Stichwort wieder auf den richtigen Weg zurückzuführen. Ein “totaler Blackout” ist dagegen so unrealistisch, dass dieses Phänomen tatsächlich in Prüfungen fast nie beobachtet werden kann. Meistens geht es nach einer kurzen Irritationsphase wieder normal weiter, sobald man den Faden wieder aufgenommen oder das Thema gewechselt hat.
Wir können uns auch mit einem Lernpartner in Rollenspielen auf die Prüfungssituation vorbereiten: Ein wohlgesonnener Freund kann dabei konstruktiv die Prüferrolle übernehmen und uns mit Aufgaben langsam zunehmenden Schwierigkeitsgrades konfrontieren, bis wir uns ausreichend gewappnet fühlen. Mit zunehmender Übung gewöhnen sich sogar diejenigen an schwierige Prüfungsszenarien, die anfänglich noch sehr prüfungsängstlich waren. Ganz weggehen wird das „Unwohlsein“

aber nie. Ziel sollte die Reduktion auf ein gesundes Maß an Nervosität sein, das selbst der beste Profi bei Prüfungen, Vorträgen usw. noch verspürt.

Nervosität / Lampenfieber
Die Ursachen für unsere Aufregung wurzeln in unserer früheren Entwicklungsgeschichte: Vor Urzeiten war es nicht nur sinnvoll, sondern sogar überlebensnotwendig, in Streßsituationen unter einem massiven (Nor-) Adrenalinausstoß instinktiv zu reagieren (Flucht oder Kampf?), um nicht gefressen zu werden. Diese instiktive Reaktion mußte sehr schnell erfolgen, daher blieb auch keine Zeit für längeres Nachdenken. Daher kommen auch die eventuellen Denkblockaden („ich konnte keinen klaren Gedanken fassen") in Streßsituationen.

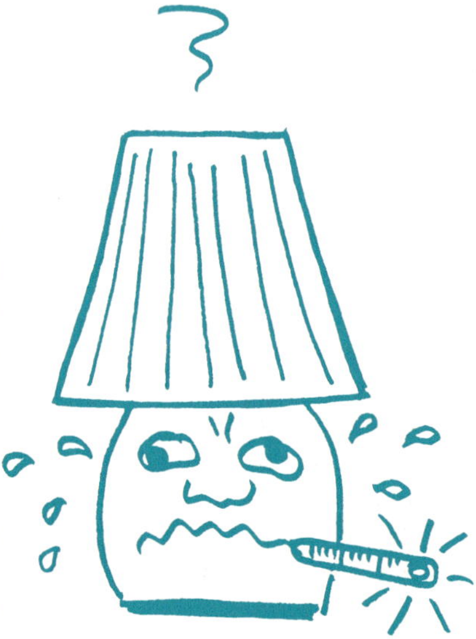

Die Nervosität und das Lampenfieber haben jedoch auch eine positive Seite: Würden wir uns sonst rechtzeitig hinsetzen und uns den Lernstoff mit viel Schweiß und Mühe aneignen? Wir mobilisieren dadurch also auch einen Teil der notwendigen Energie für den aufwändigen Lernprozess, der uns letztendlich ja weiterbringt. Auf den nächsten beiden Seiten finden Sie einige Hinweise, wie Sie Ihr Lampenfieber kurz- und mittelfristig reduzieren können.

Gute Vorbereitung

Je sicherer wir uns in der Prüfungsmaterie fühlen, desto geringer wird natürlich die Nervosität ausfallen. Die beste Prophylaxe gegen Lampenfieber und Prüfungsangst beginnt vor größeren Examina also bereits einige Monate vor dem Prüfungstermin: Eine systematisch geplante Vorbereitung (vgl. S. 37-39) anstelle hektischen Saisonlernens unter Zeitdruck kann uns viel Stress ersparen (vgl. S. 20).

Sport

Wenn Ihre Nervosität ein Ventil braucht, können Sie durch regelmäßige sportliche Aktivitäten den Adrenalin-Überschuß abbauen. Am Prüfungstag können Sie auf dem Weg zum Prüfungsraum z.B. die Treppe hochgehen, statt den Aufzug zu nehmen oder z.B. die letzte Bus- oder Bahnstation zu Fuß gehen, also bewusst eine Station zu früh aussteigen.

Entspannungstechniken

Am meisten verbreitet sind autogenes Training, Yoga, Tai Chi und die progressive Muskelrelaxation (PMR) nach Jacobson. Allen diesen Techniken ist jedoch gemeinsam, dass sie nicht „`mal eben so“ anwendbar sind, sondern richtig erlernt und regelmäßig angewendet werden müssen, da sie ansonsten nicht wirksam sind. Es ist also wenig vielversprechend, in der letzten Woche vor der Prüfung plötzlich mit Entspannungstechniken beginnen zu wollen. Hat man aber die richtige Technik für sich gefunden und erlernt, kann diese sehr effektiv sein.

Einstellung

Wir kennen es wahrscheinlich alle mehr oder weniger selbst aus der eigenen Pubertät: In dem Moment, in dem wir spüren, dass wir „rot“ werden, macht es uns noch verlegener und verstärkt die Gesichtsrötung oder die hektischen Flecken am Hals, obwohl wir uns genau das Gegenteil wünschen. Hier hilft eigentlich nur, den Schweißausbruch oder die hektischen roten Flecken als vorübergehende Erscheinung zu akzeptieren. Die Prüfer kennen diese Phänomene und zeigen in der Regel stilles Verständnis. Frauen können modebedingt eventuell eher einen hohen Kragen oder ein Halstuch tragen, damit die hektischen roten Flecken sie dann nicht noch nervöser machen.

Ortskenntnis

Wenn Sie kurz vor der Prüfung etwas gegen Ihre Nervosität tun möchten: Gehen Sie z.B. am Vortag zum Prüfungsort, damit Sie sich dort genau auskennen und nicht erst „kurz vor 12“ hektisch feststellen, dass Sie im falschen Flur oder Gebäude sind. Wieder ein Unsicherheitsfaktor weniger...

Anfahrt

Wie lange brauchen Sie bis zum Prüfungsort? Testen Sie Ihre Wegezeit und bedenken dabei den unterschiedlichen Takt, aber auch den unterschiedlichen Zeitbedarf öffentlicher Verkehrsmittel an normalen Wochentagen gegenüber einem Wochenende (falls Sie an einem Sonntag testen). Falls Sie mit dem Auto anfahren: Wie wird der Zeitbedarf zur Rush-Hour sein? Alle diese Vorbereitungen machen Sie innerlich ruhiger und gelassener. Falls der Prüfungsort weiter von Ihrer Wohnung entfernt liegt oder in einer anderen Stadt: Überlegen Sie rechtzeitig, ob Sie nicht in der Nähe der Prüfungsstätte eine Übernachtungsmöglichkeit bei Freunden oder Verwandten finden können.

Am Tag vor der Prüfung

Dieses Buch hat Ihnen viele Ratschläge in Form von „to do – Listen“ angeboten. Es gibt jedoch auch einige „must miss – Aktivitäten“, die Sie nach Möglichkeit kurz vor der Prüfung vermeiden sollten:
Es bringt in der Regel nichts, am Tag vor der Prüfung oder Prüfungstag selbst noch möglichst viele Dinge wiederholen zu wollen. Viele sind am Vortag zu aufgeregt, um dann noch sinnvoll lernen zu können. Oft verwirrt es Sie eher, als es Ihnen hilft. Gelerntes Wissen muß sich setzen können. Lassen Sie sich kurz vor der Prüfung nicht von anderen Hektikern verrückt machen, die in ihrer Aufregung oft alles durcheinander bringen. Gönnen Sie sich lieber einen Ausflug und denken Sie nicht an die Prüfung – Ihre Freunde werden sicher gerne zur Ablenkung beitragen.

Verhalten in mündlichen Prüfungen

Vielleicht eine Bemerkung vorab: Prüfer sind auch nur Menschen - das hat auch seine Vorteile: Sie freuen sich, wenn Prüflinge ihre Antworten logisch aufeinander aufbauen – das Zuhören ist dann einfacher und ein strukturierter Ablauf ist für alle Beteiligten angenehmer. Es ist unter Prüfern weit verbreitet, ihren Kandidaten anfänglich die Möglichkeit zu geben, sich aus bestimmten Themenbereichen zunächst eines auszusuchen, damit sie sich „warm reden" können und sich dadurch die erste Aufregung legt.

Struktur und Prägnanz

Wenn Sie also zu Beginn eine Wahlchance bekommen, wählen Sie natürlich das Thema aus, mit dem wir uns am besten auskennen. Hierzu versuchen Sie, einen möglichst logisch strukturierten und prägnanten Kurzvortrag anzubieten, den Sie eventuell sogar vorher mit Ihren Lernpartnern geübt haben (vgl. S. 48). Dabei bleiben Sie am besten zunächst bei den wesentlichen Kernpunkten zum Thema und verlieren sich nicht in Details! Wenn ein Prüfer etwas genauer wissen möchte, wird er schon nachfragen. Die meisten Prüfer sind froh darüber, wenn sie nicht jedes Wort „aus der Nase ziehen" müssen, solange ein Prüfling nicht umständlich „zu schwafeln" beginnt oder ungeordnet das Thema wechselt.

Wenn Sie gerade über ein Thema richtig gut Bescheid wissen und so richtig in Fahrt sind, könnten Sie auch zwischendurch nachfragen, ob wir einen Teilaspekt (den Sie natürlich dann auch gut beherrschen...) detaillierter ausführen sollen. Seien Sie jedoch nicht enttäuscht, wenn ein Prüfer darauf nicht eingeht. Vielleicht glaubt sie oder er Ihnen auch so, dass Sie es wissen und möchte nur Zeit sparen.

Umgekehrt sollten Sie nicht versuchen, bei einem Thema, dessen Hintergrundwissen Ihnen eher fehlt, Stichworte oder abgehobene Fachbegriffe als „verbale Nebelgranate" einzusetzen, um Ihre Wissenslücken zu kaschieren. Oft fällt das auf und reizt den Prüfer eher, doch einmal ganz genau nachzufragen...

Der rote Faden

Falls Sie einmal komplett den roten Faden verlieren, gibt es nur eine Faustregel: Versuchen Sie nicht, es zu verbergen - es merkt sowieso jeder sofort. Alle Versuche, das zu kaschieren, durch Schnellreden oder Ablenken auf ein anderes Thema, rufen eher den Unwillen eines Prüfers hervor (wer will sich schon gerne für dumm verkaufen lassen?). Es kommt meistens viel besser an, kurz inne zu halten und das Problem offen anzusprechen: „Uups, jetzt habe ich den Faden verloren, wo war ich gerade?".

Zumindest geben Sie dem Prüfer dadurch die Möglichkeit, Ihnen durch ein Stichwort zu helfen - viele machen das auch. Auf jeden Fall wirkt dieses Eingeständnis besser als reines Schweigen. Schweigen produziert bei vielen Prüfern Ungeduld, zumal sie oder er ja den Grund für das Schweigen nicht wissen kann.

Wenn Sie sich einmal versprochen haben oder am Ende eines langen Satzes die Verbform nicht stimmt – kein Problem! Es wird in aller Regel nicht erwartet, dass Sie in der Aufregung einer Prüfungssituation absolut fehlerfrei und druckreif sprechen können. Gehen Sie also einfach darüber hinweg. Meistens stören uns selbst diese kleinen Patzer viel mehr als die anderen.

Antwort unbekannt?

Es wäre etwas unrealistisch, wenn Sie in eine Prüfung mit der Erwartungshaltung hineingingen, Sie würden auf alle Fragen eine Antwort parat haben. Es wird also vorkommen, dass Sie auf eine der Fragen nicht sofort einen strukturierten Kurzvortrag zum Besten geben können. Das ist keine Katastrophe – es fällt niemand durch eine Prüfung, nur weil eine Frage nicht beantwortet werden konnte. Aber wie können Sie das Beste daraus machen? Es gibt viel bessere Möglichkeiten als nur zu schweigen (und dadurch immer nervöser zu werden):

- Nachfragen, wie die Frage gemeint war:
  „Worauf wollten Sie hinaus?"
  „Geht es Ihnen um X oder um Y?"
  „Helfen Sie mir bitte auf die Sprünge: Wo ist da die Verbindung?"
- Lautes Denken:
  Entwickeln Sie Ihren Gedanken laut, damit der Prüfer mithelfen kann. Eventuell bietet sich ein Gegensatz an: Einserseits......andererseits.....
- Vermutungen äußern:
  Geben Sie ruhig zu, dass Sie es nicht genau wissen –
  aber trauen Sie sich auch, Ihre Vermutungen zum Thema zu äußern!

Kurzzeitgedächtnis
Unser Gehirn verfügt über mehrere Speicher, die zusammen interagierend unser Gedächtnis bilden: Die Lernforschung unterscheidet dabei den sehr kurzlebigen „sensorischen Speicher“, in dem unglaublich hohe Datenmengen oft nur für Millisekunden verbleiben – wird der größte Teil nicht bewusst registriert und sofort wieder gelöscht. Haben wir uns z.B. während eines Telefonats nicht voll auf den Gesprächspartner konzentriert, kann es sein, dass wir eine uns genannte Handy-Nummer bereits vergessen haben, wenn wir sie uns nur kurze Zeit später notieren möchten.

Das etwas langlebigere Kurzzeitgedächtnis scheint die Informationen ungefähr in 7er-Gruppen zu organisieren: Dabei ist es gleichgültig, ob es sich um sieben Ziffern, sieben Wörter, sieben kurze Sätzen oder Zusammenhänge handelt: Die ca. 7 Speicherplätze bieten wie eine Schublade jeweils nur einen Platz für ein einziges Informationselement. Der Umfang dieser Elemente ist umso größer, je mehr Einzelinformationen derjenige durch sein Vorwissen zu einem Informationselement zusammenfassen kann. Daher ist es hilfreich für Kinder, wenn Sie sich beim Lesen- oder Sprechenlernen plötzlich ganze Wörter statt Buchstaben oder Laute merken können: Jedes Wort braucht dann nur noch einen Speicherplatz, wo vorher viele Plätze (je nach Anzahl der Buchstaben oder Laute) belegt werden mussten.
Wir könnten im zuerst genannten Beispiel des Telefonats die Handy-Nummer im Kurzzeitgedächtnisfenster aufbewahren, indem wir sie ständig wiederholt aufsagen, bis wir einen Zettel gefunden haben, auf dem wir sie notieren können. Aber was passiert, wenn wir dabei unterbrochen oder abgelenkt werden? Wir wissen die Nummer nicht mehr. Dieses Beispiel verdeutlicht sehr schön, weshalb reine Wiederholungen ohne die Anwendung vertiefender Lerntechniken so ineffizient ist: Auch zahlreiche, reine Wiederholungen führen nicht zur langfristigen Einprägung.

Langzeitgedächtnis
In unser Langzeitgedächtnis, das u.U. unser ganzes Leben lang vorhält, kommen Informationen nur dann, wenn sie mit extremen Emotionen verbunden oder multipel enkodiert sind: Letzteres bedeutet, dass sie in verschiedenen Zusammenhängen gelernt und eingeordnet wurden. Diese Einordnung garantiert nur leider noch nicht die spätere

Abrufbarkeit. Diese hängt von der hierarchischen Struktur und Vernetzung unseres Wissens ab: Oberbegriffe und Kategorien dienen dann als „Abrufreiz" für die darunter subsumierten Informationen (vgl. S. 49-52). Eines der Ziele unseres Lernens wird also sein, eine möglichst eindeutige und leicht wieder abrufbare Zuordnung der neuen Informationen zu den bereits vorhandenen Gedächtnisinhalten herzustellen.
Weitere Möglichkeiten, Informationen schneller in unser Langzeitgedächtnis zu transferieren und es dort zu festigen, liegen in optimierten Auffrischungsintervallen (vgl. S. 35) und in der Beachtung der Tageshochs in unserer Konzentrationsfähigkeit (vgl. S. 16).

Speicherformen
Im Laufe des Lebens verlagert sich die Speicherung von Informationen von einer klanglichen (phonemischen) hin zu einer bedeutungsorientierten (semantischen) Gliederung: Jüngere Kinder verwechseln tendenziell eher Worte mit ähnlichem Klang („Hand/Band"), Erwachsene dagegen Wörter mit ähnlicher Bedeutung – trotz unterschiedlichem Wortklang („Bein/Fuß"). Eine der effektivsten Einprägungshilfen scheint jedoch das bildliche Vorstellungsvermögen zu sein (vgl. S. 53-70). Woran das liegen könnte, diskutiert der folgende Absatz:

Hemisphären – Spezialisierung
Das menschliche Gehirn besteht u.a. aus zwei Hälften des Großhirns: Eine linke und eine rechte Hemisphäre. Beide kommunizieren im Normalfall über Assoziations- und Verbindungsfasern, die im sogenannten Corpus Callosum die beiden Hemisphären miteinander verbinden. Aus Studien mit hirnverletzten Personen und Epilektikern ist bekannt, dass beide Hirnhälften unterschiedliche funktionelle Schwerpunkte haben und verschiedene Aufgaben erfüllen:

Links:
Sprache
Analyse
Details
Ratio

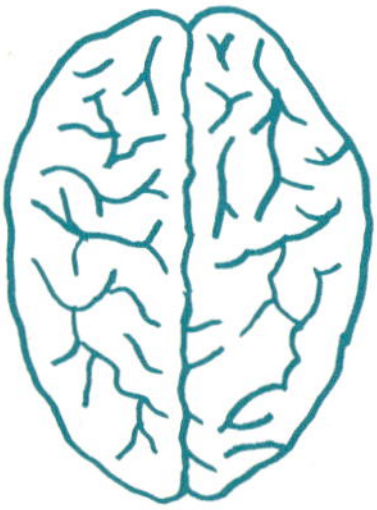

Rechts:
Bilder
Symbole
3-D-Denken
Akustik

Während die linke Hemisphäre vorwiegend für das bewusste, analytische Denken, das Verbalisieren und abstraktes (rationales) Denken zuständig sein soll, ist nach dieser Theorie die rechte Hemisphäre eher auf das konkrete bildliche Vorstellungsvermögen, Symbole, geometrisches und räumliches Denken spezialisiert. Viele Lernforscher gehen davon aus, dass durch die klassischen Unterrichtsmethoden in der Schulzeit das bildliche Vorstellungsvermögen gegenüber dem begrifflichen, analytischem Denken immer mehr in den Hintergrund tritt.

Viele vertiefende Lernmethoden zielen darauf ab, möglichst viele Sinne und Emotionen am Lernprozess zu beteiligen und die Unterforderung der rechten, bildbetonten Hemisphäre auszugleichen, also das gesamte Potenzial beider Hemisphären für den Lernprozess zu instrumentalisieren. Einige Lernforscher gehen davon aus, dass Denkblockaden und Konzentrationsstörungen durch Hindernisse im Corpus Callosum mit verursacht werden, das beide Hemisphären miteinander verbindet. Daraus leitet sich auch die Wirksamkeit von körperlichen Übungen ab, die das Gehirn zwingen, seitenübergreifende Bewegungen zu steuern (vgl. „Überkreuzübungen“, S. 31) – hier müssen beide Hemisphären miteinander über das Corpus Callosum kommunizieren:

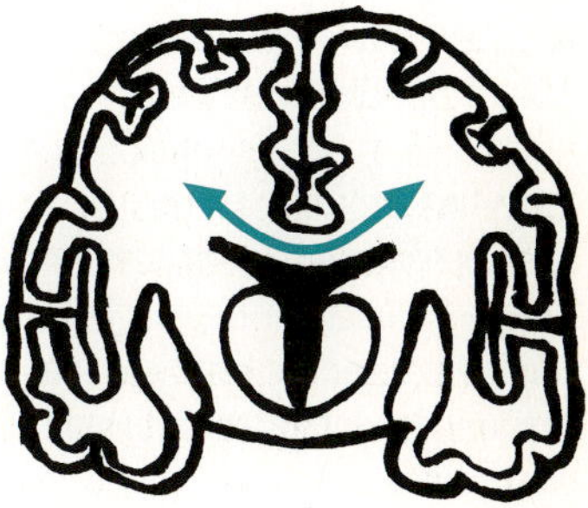

Taxonomien von Lernzielen

Bereits in den 70er Jahren wurden Ordnungsschemata (Taxonomien) für drei unterschiedliche Bereiche des menschlichen Lernens entwickelt, mit deren Hilfe die Abfolge von Lernzielen erfaßt und dargestellt werden kann. Es handelt sich um die folgenden drei Lernformen:

- *kognitives Lernen* (Denken, Wissen, Problemlösungen), unterteilt nach dem Grad seiner Komplexität
- *psycho-motorisches Lernen* (praktische Fertigkeiten, Handlungsabläufe), unterteilt nach dem Grad seiner Koordination
- *affektives Lernen* (Gefühle, Wertungen, Einstellungen) unterteilt nach dem Grad seiner Internalisierung

Dabei werden jeweils von unten nach oben höhere Stufen des Lernens erreicht. Für das kognitive Lernen wurden von Bloom folgende Stufen definiert:

Beurteilung	Beurteilt Experiment in Bezug auf seine Bedeutung.
Synthese	Schlägt Experiment zum Einfluß von Durst vor.
Analyse	Erläutert Unterschiede zum Winterschlaf von Tieren
Anwendung	Erklärt die Steuerung des Wasserhaushaltes.
Verständnis	Erklärt, weshalb Menschen Wasser brauchen.
Kenntnisse	Kann z.B. Teile des Menschen benennen.

Je höher die Stufe des kognitiven Lernniveaus ist, desto tiefer und dauerhafter wird der erzielte Lernerfolg sein. Für das Erlernen psychomotorischer Handlungsabläufe existieren ähnliche Einteilungen, die nach Dave von reiner Imitation und Manipulation über Präzision und Handlungsgliederung bis hin zur Naturalisierung reichen (wie z.B. das Kuppeln und Gangschalten beim Autofahren – ohne einen Gedanken darauf zu verschwenden).

Lernmuster

Das individuelle Lernmuster wird durch die Art der Prozesssteuerung, die angewendeten Regulationsmuster, die Wahrnehmung des Lernens und die eigenen Lernziele beeinflusst. In Bezug auf die Prozesssteuerung unterscheidet man kognitive, affektive und regulative Prozesse:

Kognitive Aktivitäten	Affektive Einflußfaktoren	Regulationsmechanismen
strukturieren	Motivation	Orientierung
analysieren	Konzentration	Planung
konkretisieren	Engagement	Testen
anwenden	Selbstbezug	Effizienzprüfung
sich erinnern	Selbsteinschätzung	Anpassung
verknüpfen	Bewertung	Evaluation
kritisch überdenken	aktuelle Stimmung	Reflexion
auswählen		

Insgesamt resultieren vier Arten des Lernens, die hier kurz beschrieben werden und von Ihrer Effektivität und Dauerhaftigkeit von oben nach unten zunehmen. Finden Sie sich irgendwo wieder?:

Unsystematisches Lernen Diese Lernenden verfügen über fast keine Prozesssteuerung - eigene Regulationsmuster fehlen. Das Lernen wird nur durch andere, also von außen stimuliert. Die Lernziele sind ambivalent, können oft nicht exakt definiert werden.

Prüfungsorientiertes Lernen Hier beschränkt sich die Prozesssteuerung in der Regel auf schrittweises Auswendiglernen - die Regulationsmuster sind ebenfalls extern bedingt. Diese Lernenden empfinden ihr Lernen als Aufnahme von Wissen. Das Lernziel bezieht sich auf Selbsttest (oft mit alten Examensfragen) und auf das Bestehen der kommenden Prüfung (Tellerranddenken und Saisonlernen). Die Relevanz des Lernstoffs für den späteren Beruf spielt oft nur eine untergeordnete Rolle oder wird noch nicht einmal hinterfragt.

Anwendungsorientiertes Lernen Diese Lernenden sind nicht damit zufrieden, nur Fakten auswendig zu lernen: Sie konkretisieren und analysieren den Lernstoff und verwenden sowohl externe als auch eigene Regulationsmechanismen (s.o.). Sie nehmen den Lernvorgang als Gebrauch von Wissen in Hinsicht auf den Nutzen dieses Wissens wahr. Das Lernziel ist also auf die spätere Anwendung ausgerichtet.

Bedeutungsorientiertes Lernen Diese Lernenden überdenken ihren Lernstoff kritisch und hinterfragen ihn tiefgründiger. Ihre Regulationsmuster sind selbst definiert und nicht von außen auferlegt. Sie sehen ihren Lernvorgang als Konstruktion von Wissensgebäuden durch vernetzende und vertiefende Techniken. Das Lernziel beruht auf persönlichem, echten Interesse.

Natürlich wird der letztgenannte Lerntyp allgemein als derjenige mit der höchsten Qualität angesehen. Im Kognitivismus wird Lernen als ein aktiver, selbstgesteuerter, konstruktiver, situativer und sozialer Prozeß angesehen. Der Anspruch der Lernenden ist eher aktiv - daher sollte die Motivation auch eher auf der Ebene der Aktivierung gewählt werden. Diese Grundidee resultiert in dem Bestreben, dozenten-orientierte Lehrformen durch studenten-orientierten Unterrichtsmethoden zu ersetzen, bei denen die Lernenden die größtmögliche Eigenaktivität entwickeln und schrittweise die Verantwortung für den Lernprozess selbst übernehmen können.

Stichwortverzeichnis

Stichwortverzeichnis

Fazit / Danksagung

Fazit

Das Lernen aus Büchern ist mit einem entscheidenden Nachteil behaftet: Bücher zwingen ihre Leser in eine primär passive Rolle, während effektives Lernen im Alltag eher aus einer aktiven Auseinandersetzung des Individuums mit seiner Umgebung resultiert. Fragen, die ein Dozent oder ein Buch aufwirft, sind deutlich weniger effektiv als Fragen, die wir uns als Lernende selbst gestellt haben, zumal uns die Antworten auf unsere eigenen Fragen in der Regel auch interessieren – das ist nicht automatisch bei allen Antworten der Fall, die ein Buch geben kann.

Hoffentlich kann dieses Buch dazu beitragen, dass Sie aus der Komfortzone der täglichen Routine ausbrechen und sich aus der passiven Konsumentenrolle lösen, um Ihre eigenen Lernprozesse aktiv und eigenverantwortlich zu gestalten. Wenn es Ihnen dann auch noch gelingt, wieder Spaß am Lernen zu entwickeln, können Sie sich mit Neugier und Lust auf Ihr nächstes Lernprojekt stürzen, ganz wie in ein neues Abenteuer. Man könnte „Lernen" auch als dauerhafte Verhaltensänderung definieren, die auf einer Lernerfahrung beruht. Dazu gehören nach Konrad Lorenz viele Schritte:

Gesagt ist nicht gehört,
Gehört ist nicht verstanden,
Verstanden ist nicht einverstanden,
Einverstanden ist noch nicht getan,
getan ist nicht beibehalten.

Danksagung

Die Realisation diese Buches wäre ohne die kreative und unkomplizierte Unterstützung des Cartoonisten Sebastian Pohle nicht möglich gewesen – einige der dargestellten Inhalte wären ohne seine originellen Visualisierungen nur viel schwerer erfassbar und daher nahezu nutzlos. Mein besonderer Dank gilt auch meiner Frau Stefanie Hofer, deren kritisches Lektorat und Anregungen diesen Band erst abgerundet haben. Die Graphikerin Susanne Kniest hat in bewährter Weise für das Layout und die Produktion gesorgt. Allen dreien danke ich für ihr Verständnis und ihre Geduld gegenüber meinen zahlreichen Veränderungswünschen. Ich freue mich bereits auf den Band 4 des „Triple M"!

Weiterführende Literatur

Vera Birkenbihl: Stroh im Kopf? Vom Gehirn-Besitzer zum Gehirn-Benutzer. mvg-Verlag Landsberg 2002 (40. Auflage). ISBN 3-478-08322-2

Tony Buzan, Barry Buzan: Das Mind-Map-Buch. mvg-Verlag, Landsberg a.L. 2002. ISBN 3-478-717 310

RN Carney, JR Levin: Coming to terms with the keyword method in introductory psychology. A „neuromnemonic" example. Teaching Psychol (1998) 25: 132-134

Paul E. Dennison, Gail E. Dennison†: Brain-Gym. VAK Verlags GmbH Kirchzarten 1999. ISBN 3-924077-75-4

PD Hauck, CC Walsh, NA Kroll: Visual imagery mnemonics: common versus bizarre mental images. Bull Psychon Sci (1976) 7: 160-162

Rolf Herkert: Die 90-Sekunden Pause. Scherz-Verlag, Bern, München, Wien 1998. ISBN 3-502-25029-4

Dagmar Herzog, Harald Jeschke: Mind Manager 4. mvg-Verlag, Landsberg 2001. ISBN 3-478-74300-1

M Ironsmith, J Lutz: The effects of bizarreness and self-generation on mnemonic imagery. J Mental Imagery 20: 113-126

Lothar J. Seiwert: Das 1 x 1 des Zeitmanagements. mvg-Verlag, Landsberg 2000. ISBN 3-478-81125-2

Verena Steiner: Exploratives Lernen. Pendo Verlag Zürich, München 2001. ISBN 3-85842-317-8

Ingemar Svantesson: Mind Mapping und Gedächtnistraining. Gabal Verlag Offenbach 1995. ISBN 3-89749-198-2

Frederic Vester: Denken, Lernen, Vergessen. Dtv-Verlag München 1998. ISBN 3-432-33045-7

Ned Herrmann: Kreativität und Kompetenz – das einmalige Gehirn. Paidia Verlag / Verlag Gerhard Henrich Fulda 1991. ISBN 3-89459-008-4

Notizen

Notizen